Knaur

Von Christine Heideklang sind außerdem erschienen:

Pilzerkrankungen ganzheitlich heilen (Band 76178)
Mykosen (Band 76111)

Über die Autorin:

Christine Heideklang wurde 1939 in Königsberg geboren. Sie wuchs in Hamburg auf, wo sie nach der Mittleren Reife und Handelsschule als Fremdsprachensekretärin arbeitete. Später gründete sie ein eigenes Reiseunternehmen, das sie aber zugunsten der Heilpraktikerausbildung wieder aufgab. Sie arbeitet als Heilpraktikerin in eigener Praxis.

Christine Heideklang

Candida

Die sanfte Vitalkur für einen gesunden Darm
Mit bewährten Rezepten für jeden Tag

Knaur

Alle Angaben in diesem Buch beruhen auf dem aktuellen Stand von Wissenschaft und Forschung. Grundsätzlich sollten jedoch alle Befindlichkeitsstörungen mit einem Arzt besprochen werden, ehe eine Selbstbehandlung vorgenommen wird. Insbesondere muß abgeklärt werden, daß die vorliegenden Beschwerden nicht Symptome von Krankheiten sind, die dringender ärztlicher Behandlung bedürfen. Für den Erfolg bzw. die Richtigkeit der Anwendungen in jedem Einzelfall können Autoren, Produzenten oder Verlag keinerlei Gewähr übernehmen.

Besuchen Sie uns im Internet:
www.droemer-knaur.de

Originalausgabe März 1999
Copyright © 1999 bei Droemersche Verlagsanstalt
Th. Knaur Nachf., München
Alle Rechte vorbehalten. Das Werk darf – auch teilweise –
nur mit Genehmigung des Verlags wiedergegeben werden.
Redaktion: Maryna Zimdars
Umschlaggestaltung: Agentur Zero, München
Satz: Ventura Publisher im Verlag
Druck und Bindung: Ebner Ulm
Printed in Germany:
ISBN 3-426-82246-6

5 4 3 2 1

Inhalt

Vorwort: Candida-Pilze – natürliche Helfer oder
Gefahr für die Gesundheit? 7

Wissenswertes über Candida 9
Pilze – die Folge einer Schwächung 10
Welches Milieu bevorzugt der Candida-Pilz? 14
Was sagt die Schulmedizin? 17
Eine Candida-Erkrankung erkennen 24

**Der Säure-Basen-Haushalt – eine Hauptstütze
der Gesundheit** 27
Der Magen als Regler des Säure-Basen-Haushaltes 27
Säure und Basen im Gleichgewicht 28
Lernen Sie Ihren Säure-Basen-Haushalt kennen 40
Schutz durch Antioxidantien 48
Gesundes Wasser 50
Bewegung und Atmung 53
Die Leber stärken 55
Die Nierenleistung verbessern 56
Übersäuerung und Osteoporose 58
Ein gut funktionierendes Abwehrsystem 62
Die wichtigen Aufgaben der Darmflora 68
Reinigung des Haut-Bindegewebes 75
Die Strahlung der Erde 82
Die Gefahren des Elektrosmogs 87

Im Alltag die Pilze bekämpfen 92
Die Antipilz-Ernährung 92
Schrittweise die Lebenskraft stärken 109
Hauptprogramm zur Eliminierung der Pilze 112
Hilfe bei Candida-Befall der verschiedenen Organe ... 115
Antioxidantien zur Entgiftung 121
Kräutertees mit Antipilzwirkung 124

Anhang 125
Hilfreiche Adressen 125
Register 127

Vorwort: Candida-Pilze – natürliche Helfer oder Gefahr für die Gesundheit?

Nahezu 200 Candida-Hefepilzarten sind mittlerweile bekannt. Nur wenige von ihnen können dem Menschen gefährlich werden. Voraussetzung dafür ist, daß diese Pilzstämme ein geeignetes Milieu vorfinden. Der bekannteste Vertreter dieser Hefepilze ist Candida albicans, mit dem in der heutigen Zeit immer mehr Menschen zu ringen haben.

Hefepilze sind Sproßpilze, die sich in einem optimalen Milieu sehr rasant vermehren. Seit Jahrtausenden leistet eine Reihe von ihnen wichtige Dienste in der Nahrungsmittelherstellung. Ohne diese kleinen Helfer gäbe es zum Beispiel kein Hefebrot und -gebäck, keinen Kefir, keinen Essig, kein Bier, keinen Wein und kein Kombucha-Getränk.

Die chemische Industrie verwendet Pilze zur Herstellung von Stoffen, die in allen handwerklichen Berufen Verwendung finden. Auch in der pharmazeutischen Industrie sind sie zur Herstellung von Medikamenten wertvolle Helfer.

Wie es unter den Speisepilzen ungenießbare und sogar giftige gibt, so gibt es auch in der Reihe dieser Pilze einige Stämme, die für den Menschen pathogen (krankheitsverursachend) und damit schädlich sind, wenn sie sich übermäßig vermehren.

In der Natur gibt es Hefe- und Schimmelpilze nur auf faulenden Früchten, auf absterbendem Material. Die Aufgabe der Pilze ist es, geschwächtes Leben wieder in den natürlichen Kreislauf der Natur zurückzugeben. Nur wo Leben gealtert oder anderweitig geschwächt ist, zum Beispiel durch Übersäuerung, Gifte, Verstrahlung oder Mangelernährung, können sich Pilze entwickeln. Das ist die tiefere Ursache einer jeden Mykose.

Was können Sie tun, um dauerhaft einer Schwächung durch

Pilze zu entgehen? Und was sind die Ursachen? Mit diesen Fragen beschäftigt sich dieser Ratgeber. Die Anleitungen und Ratschläge sind aus der Praxis geboren. Nur wer um die tieferen Zusammenhänge weiß, kann sich wirklich erfolgreich schützen.

Wissenswertes über Candida

Ein Mensch, der sowohl über einen intakten Säure-Basen-Haushalt als auch über ein intaktes Immunsystem verfügt, kann nicht von Pilzen befallen werden. In einem gesunden Milieu können sich Pilze, Bakterien und Viren nicht entwickeln, weil sie dort keine Lebensgrundlage finden. Gesundes Blut und gesunde Körpersäfte stellen für Mikroben grundsätzlich ein lebensfeindliches Milieu dar.
Mit diesem Wissen verliert sich auch die starke Angst vor Bakterien, die Sie seelisch schwächt. Verwenden Sie Ihre Kraft nicht mehr vorwiegend darauf, in allem eine Bedrohung zu sehen und alles zu desinfizieren – dies erzeugt nur negative Gedankenmuster, die schwächend auf Sie zurückfallen. Richten Sie lieber Ihre ganze Kraft auf das Stabiler- und Gesünderwerden, so daß Erreger und Pilze in Ihrem Körper nicht mehr existieren können. Mit dieser positiven Grundeinstellung können Sie auch so manche Umweltbelastungen »wegstecken« und sich trotz aller Vorsicht frei fühlen. Lernen Sie, Ihrem »inneren Arzt« und der bewundernswerten Regulation in Ihnen zu vertrauen. Angst in jeder Form schwächt Ihre Lebenskraft.
Der derzeit bekannteste Pilzforscher Bruno Haefeli sagt: »Jeder Mensch infiziert sich mehrmals täglich mit allen möglichen Keimen, zum Beispiel mit Candida oder den Schimmelpilzen Aspergillus und Mucor. ... Ohne eine allgemeine Immundefizienz (Abwehrschwächung) gibt es keine Infektion oder Pilzbelastung.«

Pilze – die Folge einer Schwächung

Wird das Milieu des Körpers durch verschiedene Umstände geschädigt und dadurch geschwächt, entwickeln sich aus den schützenden Urkörperchen, den Endobionten oder Chondriten, parallel zur Milieuverschlechterung und Übersäuerung zuerst Bakterien. Aus den Bakterien entwickeln sich bei anhaltender Schwächung Pilze und schließlich Parasiten. Es gelingt, durch Zufuhr von Kleinstformen, den sogenannten Chondriten, ausgewachsene Pilzformen wieder aufzulösen, so daß sie den Körper über die Ausscheidungsorgane verlassen können.

Nach der Methode von Bruno Haefeli zeigen sich unter dem Hellfeldmikroskop ausgewachsene Schimmelpilzformen in Büscheln (ähnlich wie die Eisblumen am Fenster), in Tannenzweigen und Sträuchern, die aus den roten Blutkörperchen auskeimen. Diese Gebilde können eine flächendeckende Verfilzung im Blut erreichen, was bei den Betroffenen zu Durchblutungsstörungen führt. Die Candida-Pilze schwimmen als Kettenverbindungen – sie sehen aus wie Stacheldrahtrollen – frei im Blut und ernähren sich aus den Nahrungsstoffen des Blutes.

Endobionten (Chondrite) sind Kleinstformen der Pilze, die zum gesunden Abwehrsystem gehören. Heute werden sie nur noch sehr selten im Blut gefunden. Durch Übersäuerung, denaturierte Nahrung, Umweltgifte, ansteigenden Elektrosmog, radioaktive Belastung und sonstige naturferne Lebensweisen haben sie sich zu immer größeren Wuchsformen, eben zu den Pilzen verändert.

WICHTIG

Aus den Kleinstformen werden eine Reihe pilzauflösender Medikamente hergestellt. So können Sie Ihren Mangel an Kleinstformen (Endobionten) wieder ausgleichen. Soll diese Maßnahme jedoch nicht nur einen kurzfristigen Erfolg haben, so sollten Sie gleichzeitig das innere Milieu durch eine bewußtere Lebensweise, bessere Ernährung, Verringerung der Säurebelastung, weniger Streß, mehr Bewegung in sauerstoffreicher Luft verbessern.

Pilzfrei durch Milieuveränderung

Durch die Veränderung der Umwelt wurde in uns und um uns herum ein Milieu geschaffen, das Pilzen aller Art ein artgemäßes Terrain bietet.
Bekannt ist, daß ein Feuchtgebiet, ein Sumpf, Frösche anzieht. Um die Frösche wieder loszuwerden, muß die Ursache – in diesem Fall die Feuchtigkeit – abgestellt und der Sumpf trockengelegt werden. Sie zu töten wäre eine Sisyphusarbeit. Solange sich ihr Milieu nicht ändert, werden sie immer wieder

> Pilze treten nur dort auf, wo ihnen die innere und äußere Umwelt zusagt. Feuchtigkeit, Wärme, pH-Verhältnisse, Fäulnis- beziehungsweise Gärungsstrukturen schaffen den Pilzen ihr optimales Lebensklima.

erscheinen. Ähnlich ist es mit den Pilzen.
Nur eine Gesundung von Grund auf, eine optimale basenbetonte Ernährung sowie Stärkung Ihres Immunsystems kann Sie rundherum unangreifbar machen, so daß Pilze und andere Erreger keine Chance haben, sich zu entwickeln. Nur die Kraft

einer optimal funktionierenden Abwehr und eines gesunden Blutes schützt Sie wirksam vor Bedrohungen dieser Art.

Daß sich aber bei einem geschwächten Allgemeinzustand von außen aufgenommene Pilze und deren Sporen weiterentwickeln und vermehren können, liegt auf der Hand, denn diese fühlen sich in dem übersäuerten, geschwächten Milieu, das sie vorfinden, äußerst wohl und vermehren sich zügig weiter. So geht es letztendlich immer um das Milieu.

Ihr Ziel sollte es sein, sich mit Ihrer Lebensweise zu stärken und für Mikroben und Parasiten aller Art unangreifbar zu machen. Das ist der vernünftigste Weg hin zu einer besseren Gesundheit, mehr Ausgeglichenheit, Spannkraft und Lebensfreude, mehr Beweglichkeit und Jugendlichkeit.

Betrachten Sie die Mykosen als eine Herausforderung, Ihre Lebensweise und Gewohnheiten zu überdenken und »neu anzufangen«. Wenn Sie bewußt an die Veränderungen herangehen, werden Sie bemerken, daß die Umstellung nicht schwer ist und es viel Neues zu entdecken und zu erproben gibt.

Was geschieht bei einem Candida-Befall?

Hefepilze vergären Kohlenhydrate aus der Nahrung zu Alkohol und Kohlendioxid (Kohlensäure). Kohlendioxid ist ein Gas, das im Körper säuernd wirkt und das den unangenehmen Blähbauch verursacht, der bei einem stärkeren Candida-Befall typisch ist.

Es ist völlig normal, daß täglich Kohlendioxid aus der Verbrennung der Nahrung entsteht. In der Ausatmungsphase atmen Sie es normalerweise ab. Kohlendioxid hat eine anregende Wirkung auf das Atemzentrum. Das bedeutet, bei hoher Kohlendioxidkonzentration im Blut werden die Lungen angeregt, die erhöhte Kohlensäure abzuatmen. Bleibt die Konzentration zu hoch, steigt der Blutdruck an. Dies ist vermutlich auch der Grund für den Bluthochdruck bei einem Pilzbefall. Die Bildung von Kohlendioxid und verschiedenen Giften führt zu einer allgemeinen Schwächung mit eventuellen Folgeschäden, und zwar immer dort, wo die Betroffenen ihren schwächsten Punkt haben. Durch die Dauererzeugung belastender Stoffe erschöpfen sich mit der Zeit die Funktionen des Immunsystems und der Entgiftungsorgane Leber, Nieren, Lymphsystem und Schilddrüse. Die Leber wird durch die körpereigene Alkoholproduktion wie bei einem Alkoholiker belastet. Der Darm reagiert mit Blähungen auf das Kohlendioxid, das hauptsächlich aus Kohlenhydraten entsteht. Hat sich Candida albicans im Magen angesiedelt, entsteht das Kohlendioxid unmittelbar nach dem Hinunterschlucken kohlenhydratreicher Lebensmittel. Da die Betroffenen die Verschlechterung ihres Zustandes so deutlich als nahrungsabhängig erleben, meiden sie von sich aus leicht zerlegbare Kohlenhydrate wie Kuchen, Kekse, Süßigkeiten aller Art. Häufig meiden sie auch Brot.

WICHTIG
Pilze scheiden im vollentwickelten Zustand Säuren, (Fusel)alkohole, Cortison, Antibiotika und Toxine (Gifte) aus, die den Körper des Menschen belasten und unzähligen Krankheiten, auch psychischen Veränderungen, den Boden bereiten.

Alkohol im Blut ohne Alkoholgenuß
Werden zuviel Kohlenhydrate in Form von Brot, Gebäck, Süßem aller Art, Honig, Obst, besonders Bananen, Rohkost, Limonaden und Cola-Getränken, Säften verzehrt, erzeugt der Hefesproßpilz Candida albicans durch Vergärung große Mengen Alkohol und säuerndes Kohlendioxid.

Das erklärt den erhöhten Alkoholspiegel im Blut, obwohl die Betroffenen keinen Tropfen Alkohol angerührt haben. Durch die körpereigene Alkoholerzeugung wird die Leber mit der Zeit geschwächt wie bei einem Alkoholiker.

Lange Zeit kann eine gesunde Leber – vergleichbar mit einem großartigen Laboratorium – die anfallenden Säuren und Gifte unschädlich machen. Wird sie aber ständig überfordert und ihre Arbeit dadurch mangelhaft, dann überfluten immer mehr belastende Stoffe den Körper. Erst wenn die Leber die anfallenden Gifte nicht mehr abbauen kann und die »Mülldeponie« Bindegewebe überfüllt ist, treten Mißempfindungen und Krankheiten auf, je nachdem wo jeder seinen schwächsten Punkt hat.

Durch die ständige Produktion von Säure und Alkohol durch die Hefepilze wird die Alkalireserve (Basendepot) des Körpers schneller verbraucht, so daß der Weg in Mißempfindungen und schließlich in ernste Krankheiten vorprogrammiert ist. Der Teufelskreis schließt sich spätestens dann, wenn durch Candida albicans der Blutzucker gesenkt wird und die Betroffenen Heißhunger auf Süßigkeiten, Kuchen, Gebäck und dergleichen bekommen – dies ist die beste Grundlage für die Vermehrung.

Welches Milieu bevorzugt der Candida-Pilz?

Hefepilze benötigen zu ihrer Vermehrung reichlich Zucker, Wärme und Feuchtigkeit.

Sie kennen dieses von der Zubereitung eines Hefeteiges. Sie können beim Hefeteig direkt zusehen, wie schnell sich die Hefezellen vervielfachen, wenn sie die richtigen Bedingungen vorfinden. Und genau das gleiche geschieht im Verdauungstrakt eines Menschen, der Süßes aller Art und Mehlprodukte, zum Beispiel Brot, Kuchen, bevorzugt. Im Darm entsteht ein unnatürliches Milieu der Gärung, in dem die physiologischen, also gesunden Darmbakterien nicht leben können. Die gesunde Flora wird zurückgedrängt, Gärungsbakterien und Hefepilze gewinnen mit ihrer starken Säureerzeugung die Oberhand.

Laut Bruno Haefeli bestimmen unter anderem besonders Wärme, Feuchtigkeit, der Grad der Übersäuerung, der Gehalt an Fäulnisstoffen (Gifte, Zerfallsprodukte von absterbenden Zellen und Pilzen) sowie hauptsächlich Kohlenhydrate aus dem Nahrungsangebot die Wuchsaggressivität.

Durch die moderne denaturierte, gleichzeitig fleischbetonte Ernährung finden nicht nur die Candida-Pilze, sondern auch die Eiweiß liebenden Schimmelpilze (Mucor racemosus und Aspergillus sind die Hauptstämme) ein ideales Milieu. So steigt auch der Befall mit Schimmelpilzen ständig an.

WO KOMMT CANDIDA ALBICANS ÜBERALL VOR?
- Im Darm, auch im Magen, wenn die Magensäure fehlt.
- Auf der Haut (häufig mit starkem Juckreiz verbunden).
- Auf den Schleimhäuten von Mund, Ohren, Augen, Nase, Nebenhöhlen.
- Im Analgebiet.
- In der Scheide, besonders wenn die Pille genommen wird.
- Auf Hand- und Fußnägeln.
- In der Lunge.
- Immer mehr auch im Blut, was die hohen Candida-Titer (Antigen-Antikörperreaktion) verursacht.

Heißhungeranfälle – Wegbereiter in die Zuckerkrankheit

Nach Bruno Haefeli befinden sich die Candida-Pilze nicht nur im Darm, sondern immer mehr auch im Blut. Dort rauben sie dem Körper den Blutzucker, was zu Heißhungerattacken führen kann. Bei einer Unterzuckerung muß im Notfall der fehlende Zucker – am besten sind Honig oder Vollrohrzucker – so schnell wie möglich aufgefüllt werden, um im schlimmsten Fall ein Koma zu vermeiden.

Die allerersten Anzeichen einer beginnenden Unterzuckerung können Sie meist noch mit Vollkornbrot oder Knäckebrot abfangen.

Noch besser wäre es, dem Zuckermangel jeweils rechtzeitig mit einer erhöhten Eiweißzufuhr zu begegnen. Denn auch aus Eiweiß kann der Körper Zucker herstellen, wobei der Insulinkomplex der Bauchspeicheldrüse geschont wird. Erfahrungsgemäß beruhigt die in sauberen Binnengewässern gezüchtete jodfreie Grünalge Spirulina mit ihrem Eiweißanteil von 60 Prozent sehr gut einen Heißhungeranfall.

Isolierte Kohlenhydrate (raffinierter Zucker und damit Gesüßtes, Weißmehlprodukte) sollten Sie grundsätzlich meiden, denn sie treiben den Zuckerspiegel zu schnell in die Höhe, was mit der Zeit zu einer Schädigung der Bauchspeicheldrüse führt. Die Bauchspeicheldrüse wird durch den isolierten, schnell ins Blut übertretenden Zucker ständig angeregt, Insulin zu produzieren, und dadurch überanstrengt. Mit der Zeit stellt sie durch Überreizung nicht mehr die richtige Menge Insulin her, sondern produziert zuviel Insulin. Insulin befördert den Zucker in die Zellen und entfernt ihn damit aus dem Blut. Durch eine Überaktivität der Bauchspeicheldrüse verschwindet der Zucker viel zu schnell aus dem Blut. Die Insulinproduktion erschöpft sich mit der Zeit, die Stoffwechselerkrankung Diabetes mellitus (Zuckerkrankheit) stellt sich ein.

Was sagt die Schulmedizin?

Immer wieder erleben es Patienten, daß sie trotz schwerer und zum Teil schwerster Zustandsbilder von ihren Therapeuten nicht ernst genommen werden, weil sie durch die üblicherweise angewandten Diagnosemethoden weder eine Candida- noch eine Schimmelpilz-Belastung erkennen können. Die Laborwerte sind in Ordnung, Ultraschall und Röntgenbild zeigen nichts. Auch Stuhluntersuchungen führen häufig zu keinem Ergebnis oder zeigen nur einen schwachen Befall. Da Candida-Pilze an der Darmwand sehr fest sitzen, sind sie durch Stuhluntersuchungen nicht sicher festzustellen. Am besten sieht man den Befall bei einer Reihe von Darmspülungen (Colon-Hydrotherapie).

Obwohl die üblichen Untersuchungen ohne Befund bleiben, klagen Betroffene über Beschwerden, die so neu und vielschichtig sind, wie wir sie als Behandler häufig noch nie gehört haben.

Als Hypochonder oder Simulanten werden solche Patienten vom Arzt zum Psychiater überwiesen. Es werden Psychopharmaka verordnet, die in vielen Fällen die Symptome einer Sympathikotonie unterdrücken, die die Folge einer starken Übersäuerung ist. Dazu gehören beispielsweise innere Unruhe, Ängste, Gereiztheit und Depressionen. Da die Psychopharmaka – oberflächlich betrachtet – zu helfen scheinen, verfestigt sich die Meinung, daß es sich bei den beklagten Symptomen tatsächlich um eine psychische Schwäche handelt.

Hilfe zur Selbsthilfe

Die Betroffenen jedoch wissen, daß es sich bei ihnen nicht nur um rein seelische Probleme handelt. Sie fühlen, daß da etwas Neues, Schwächendes in ihnen ist, das ihre Lebensfreude und Kraft untergräbt, etwas, was sie früher nicht kannten und das sie nicht greifen können. Die Schulmedizin findet bei ihnen nichts, und doch fühlen sie sich so elend, daß sie nicht mehr ihrer Arbeit nachgehen können. In dieser Situation suchen Betroffene überall nach Hilfe. Sie informieren sich, tauschen sich untereinander aus und bilden Selbsthilfegruppen. Hier finden Betroffene Verständnis für ihre Probleme und Unterstützung. Denn wie erklärt man einem anderen nicht »verpilzten« Menschen diesen Zustand mit ständiger Müdigkeit, Juckreiz, Unlust an Sex, Aggressionen schlimmster Art, Launenhaftigkeit, Stimmungsschwankungen, völlige Energielosigkeit, Depressionen, Menschenscheu – und das bei etlichen ärztlichen Diagnosen, die keinen Pilz im Stuhl gefunden haben und einen für psychisch krank abstempeln.

Nystatin und Antibiotika

Durch Stuhluntersuchungen wird inzwischen bei immer mehr Menschen ein vermehrter Candida-Befall im Darm festgestellt. Meist wird Nystatin verordnet, mit dem die Pilze im Darm abgetötet werden. Kurzzeitig wird die Behandlung von einer zuckerfreien Antipilzdiät begleitet. Nystatin wird aus dem Strahlenpilz Streptomyces noursei hergestellt. Meist fühlen sich die Patienten nach einer Nystatinbehandlung und Antipilzdiät wohler, doch sobald sie die strenge zuckerfreie Diät lockern, ist meist alles wieder beim alten. Bei wiederholter Anwendung von Nystatin ist es bei Patienten zu sehr ernsten

Verschlechterungen besonders im Verdauungstrakt gekommen, so daß ich es nicht mehr einsetze.
Naturheilkundlich orientierte Therapeuten verordnen außerdem noch darmflorastärkende Präparate und Maßnahmen, die das Immunsystem stärken. Sie empfehlen Darmbäder (Colon-Hydrotherapie) und setzen sehr gute pilzauflösende Präparate ein. Dennoch erleben es viele Betroffene nach dem Lockern der Diät, daß die Candida-Symptome erneut auftreten. Ein Stück Kuchen und alles Wohlbefinden, das Ergebnis monatelanger Arbeit und finanzieller Einsatz, ist dahin. So haben viele resigniert und das Vertrauen in die bisher übliche Antipilzbehandlung verloren, »da es ja doch nichts bringt«. Sie suchen selber nach neuen Wegen.

Gibt es ein Patentrezept?

In der Behandlung von Mykosen gibt es leider kein Patentrezept. Die Krankheit entwickelt sich aufgrund spezieller Dispositionen oder Schwächungen eines Menschen. Daher helfen dem einen bestimmte Mittel und Wege, und einem anderen wieder andere. Das muß jeder – bitte sehr vorsichtig – selbst herausfinden. Wichtig ist, daß Sie lernen, Ihren Körper genau zu beobachten. Nehmen Symptome wie Blähbauch, Heißhunger und Erschöpfung ab und nehmen Kraft und Wohlbefinden zu, so sind Sie auf dem richtigen Weg. Meist will man auch zuviel, »weil es ja so gesund ist«, und zwingt sich gewisse Dinge auf, die den Zustand dann stagnieren lassen.
Generell ist alles günstig, was Ihre Lebenskraft stärkt: Sei es eine pestizidfreie, optimal gezogene Nahrung, deren Zellen durch mehr Humus, Licht und Sonne selbst eine starke Lebenskraft aufbauen konnten, sei es das lebendige Wasser nach Johann Grander, sei es viel Bewegung in frischer Luft und

damit verstärkte Atmung oder seien es positive, aufbauende Gedanken, Worte und Taten. Immer geht es um die Stärkung Ihrer Lebenskraft und um die Wiederherstellung der gesunden möglichst natürlichen Umgebung. Nur eine Stärkung aller Lebensbereiche drängt den Pilzbefall in Ihnen wieder zurück.

Ursachen für eine Candida-Vermehrung

1. Die Nahrung

- Zucker und Weißmehl (isolierte Kohlenhydrate) als direktes Futter für den Hefepilz Candida albicans,
- zuviel Brot, das gilt auch für Vollkornbrot
- Süßes aller Art, auch die sogenannten »gesunden« Süßungsmittel wie Honig, Trockenobst, Birnendicksaft, Ahornsirup;
- das rohe »Müsli«, rohes Getreide ist sehr schwer verdaulich und erzeugt zusammen mit Obst, Joghurt, Trockenobst, Honig, Bananen eine starke Gärung;
- alles Gärfreudige wie Obst, besonders Bananen, Säfte, alkoholische Getränke (dazu gehören auch Bier und Wein), Quark und gesüßter Joghurt, besonders wenn sie zusammen mit Getreideprodukten verzehrt werden;
- gesüßte Getränke (Limonade, Cola, Fruchtsaft)
- zuviel milchsaure Produkte, wie Quark, Buttermilch, Dickmilch, Joghurt, Molke, die mit ihrer Milchsäure das Blut ansäuern;
- zuviel tierisches Eiweiß als starker Säurebildner,
- denaturierte, wertlose Nahrungsmittel, die gedüngt, gespritzt, bestrahlt, mit Konservierungsstoffen belastet, industriell verfeinert sind und denen die wichtigsten Vitalstoffe (Antioxidantien) fehlen;
- zuviel Rohkost, die nicht zügig aufgeschlossen werden kann;
- schlechtes Trinkwasser.

2. Belastungen aller Art
- neue chemische Stoffe und Gifte, die dem Körper fremd sind;
- Gifte im Zahnbereich (Amalgam, tote Zähne, Entzündungsherde, verschiedene Metalle im Mund),
- Sonnenlichtmangel durch Doppelverglasung und Dunstglocke,
- Bewegungsmangel,
- Fehlen einer natürlichen Umgebung,
- Streß, Angst, Aufregungen, Kummer,
- der ständig zunehmende Elektrosmog,
- die radioaktive Hintergrundstrahlung,
- gestörte, energieraubende Schlafplätze.

3. Abwehrschwächung seit frühester Jugend
- viele Kinder werden heute bereits mit Befall der Mundschleimhaut mit Candida albicans, Soor genannt, geboren;
- unnatürliche Kunstnahrung für Babys,
- gesüßte Speisen, gesüßter Tee und Fruchtsäfte, Bananen,
- Unterdrückung von Fieber,
- Antibiotikamißbrauch,
- Impfungen und dadurch erzielte Abwehrschwächung,
- Elektrosmog, auf den Kleinkinder besonders sehr negativ reagieren,
- gestörte, energieraubende Bettplätze.

Immer mehr Kinder werden bereits mit Soor (Candida-Befall der Mundschleimhaut) geboren. Ihr Immunsystem ist noch nicht voll ausgereift. Auch die vor Infektionen schützende Darmflora muß ein Neugeborenes erst ganz neu aufbauen. Dieses sollten Sie nicht dem Zufall überlassen, sondern sofort nach der Geburt dem Kind die stark schützenden Kolibakterien Mutaflor nach Nissle einpflanzen, die es als Säuglingssuspension gibt.

Ist die Mutter stark übersäuert, gibt sie diesen Mangel an basischen Stoffen und damit die Übersäuerung an ihr Kind weiter. Je nach dem Übersäuerungsgrad der Mutter ist der Geburtsweg mit Candida-Pilzen überwuchert, so daß sich das ungeschützte Neugeborene bereits bei der Geburt durch die Pilze der Mutter infiziert. Deshalb sollte vor der Geburt dafür gesorgt werden, daß die Scheide der Mutter pilzfrei ist.

In dem übersäuerten Milieu des Neugeborenen haben Pilze dann ein leichtes Spiel. Fehlt Alkali (die Natronreserve) und erhält das Kind keine Muttermilch, sondern die übliche säuernde Babynahrung, so reagiert es sehr schnell mit extremen Übersäuerungserscheinungen, als da sind Unruhe, Gereiztheit, Krämpfe, Milchschorf, Ekzeme an Ellenbeugen und Kniebeugen, Verdauungsstörungen, Durchfall, Windeldermatitis durch saure Ausscheidungen und stauende Plastikwindeln, die alles wund machen. Das Plastikmaterial der Windelumhüllung sowie die Verwendung von Reinigungsöl und Reinigungstüchern mit Parfüm oder Desinfektionsmitteln getränkt, fördern laut Dr. Kemmerich die Candidosen im Windelbereich. Durch die Verwendung von Baumwollwindeln, die nach dem Kochen wieder verwendbar sind, durch Waschungen mit klarem Wasser und durch immer wieder windelfreies Strampeln kann die Pilzbesiedlung im Windelbereich gehemmt werden.

Durch die allgemeine Schwächung stellen sich vermehrt Infekte ein, die meist mit Antibiotika unterdrückt werden, so daß den Pilzen im Körper weiter Vorschub geleistet wird. Durch süße Tees und gesüßte Getreidebreie, Fruchtsäfte, Eis und Obst, Silofutterkuhmilch, gesüßten Quark oder Joghurt wird das Milieu weiter verschlechtert.

Die hervorstechendsten Symptome

- Blähbauch, besonders nach gärfreudiger, kohlenhydratreicher Kost;
- zunehmende Erschöpfung und Schwäche, chronische Müdigkeit;
- Hyperaktivität, innere Unruhe und Gereiztheit,
- seelische Mißempfindungen bis zu schweren Depressionen,
- Angstzustände (häufig spielt hierbei das Quecksilber der Amalgamfüllungen in den Zähnen eine Rolle),
- Allergien,
- Schwindelgefühle,
- Flimmern vor den Augen,
- Schmerzen im ganzen Körper,
- Heißhunger auf Süßes, Alkohol, Koffein,
- Gefühl von Betrunkenheit bis zur völligen Benebelung,
- Gefühl, unter Drogen zu stehen,
- Benommenheit bis zu Verworrenheit, Delirien und Unwirklichkeitsgefühl;
- Juckreiz im Inneren des Körpers (im Bauch),
- Jucken in den Ohren,
- Jucken der Kopfhaut,
- unangenehmer Geruch bei Befall der Nase und Nebenhöhlen,
- therapieresistente Augenreizungen (Brennen, Druckgefühl),
- Belag oder Plaquebildung auf der Mundschleimhaut (»Soor« bei Säuglingen),
- Magen-Darm-Beschwerden mit häufigen breiigen gärigen Stühlen bis zum Durchfall, auch explosionsartiger Durchfall (ein Gärungsstuhl schwimmt auf dem Wasser),
- Verstopfung,
- juckendes Analekzem, saure Ausschwitzungen aus dem Darm;

- Hauterscheinungen, häufig mit Juckreiz verbunden (Ekzeme, Psoriasis, Neurodermitis),
- rheumatische Beschwerden aller Art,
- Lungenaffektionen, die auf Antibiotika resistent sind;
- Herzklopfen, Herzrasen, Herzkrämpfe, Herzaussetzen durch Säuren und vermehrte Gifte im Blut;
- Unverträglichkeit von Nahrungsmitteln und Chemikalien,
- trockene, pelzige Zunge (besonders nachts), großer Durst,
- Störungen im Urogenitalbereich,
- Jucken der Vaginalschleimhaut, Ausfluß (die »Pille« schafft das Milieu für einen Candidabefall).

Eine Candida-Erkrankung erkennen

Wer unter einigen der genannten Symptome leidet, kann davon ausgehen, daß bereits ein Candida-Befall vorliegt.
Die bisher üblichen Diagnosemethoden reichen noch nicht aus, um den Pilzbefall 100prozentig zu erkennen. Die zur Zeit beste Methode ist die Laboruntersuchung im BHS-Labor von Bruno Haefeli, da hier die verschiedenen Pilzstämme und auch die Höhe des Befalls sehr gut zu erkennen sind. Ihr Arzt oder Heilpraktiker kann die Bestimmung veranlassen. Auch die Dunkelfelduntersuchungen nach Professor Enderlein geben einen guten Anhalt. Man sieht im Dunkelfeld bei stärkerem Pilzbefall des Blutes gewisse Formen, die den einzelnen Pilzstämmen zugeordnet werden.
In der letzten Zeit wird auch von Dunkelfeld-Therapeuten immer häufiger ein verstärkter Candida-Befall des Blutes festgestellt, der in der Vergangenheit noch nicht zu sehen war. Dies ist vermutlich die Folge der wachsenden elektromagnetischen Belastung durch den Elektrosmog, bedingt durch die Zunahme des Mobilfunks.

Darmspülungen

Stuhluntersuchungen liefern keine zuverlässigen Ergebnisse. Bei Betroffenen, bei denen keine Pilze diagnostiziert wurden, waren die Pilznester dann bei den Darmspülungen erkennbar. Wurde ein schwacher Befall ausgewiesen, bestand bereits meist ein sehr starker Pilzbefall.

Bei den Darmspülungen sind die Pilznester mit ihrer immer gleichen Färbung und Form erst dann gut zu erkennen, wenn kein Stuhl mehr in dem betreffenden Darmabschnitt vorhanden ist und das Wasser ganz klar ist. Sie lösen sich erst durch längere Spülung des Darmes von den Wänden, wo sie anscheinend sehr fest sitzen. Die kleinen beige-, orangefarbigen oder bräunlichen Fusselchen bis hin zu knäuelartigen spinnwebigen Geflechten sind sehr gut zu erkennen.

Mit Hilfe von Darmspülungen läßt sich feststellen, ob es sich um sehr alten verwesenden Pilzmüll handelt oder um noch jüngere, lebende Pilze. Dieser alte Pilzmüll, der den Körper nicht verlassen kann, da er an den Darmwänden in alten Kotresten verankert ist, verwest und gibt seine Zersetzungsgifte auch ins Blut ab. Das Immunsystem wird unnötig mit der »Entsorgung« solcher Giftansammlungen beschäftigt und überstrapaziert, so daß es besonders im Dickdarmbereich immer häufiger zu Krebserkrankungen kommt. Wer einmal diesen gefährlichen Unrat gesehen hat, wird dankbar für die so einfach durchzuführende Reinigung sein. 80 Prozent des Immunsystems sitzen im Darm. So bedeutet Darmreinigung und Darmverbesserung zugleich Stärkung Ihres Immunsystems.

Darmspülungen schädigen nicht die Darmflora. Die Darmflora baut sich ständig nach der Qualität der genossenen Nahrung und nach der Qualität der Verdauungssäfte neu auf. Die Verdauungssäfte sind durch Mangel an basischen Stoffen

(verringerte Alkalireserve) häufig minderwertig, so daß ein negatives Milieu im Darm entsteht.
Geschädigt wird die Darmflora durch ein krank machendes saures, mit Giften belastetes Milieu. Jede Darmreinigung führt deshalb zu einer Milieuverbesserung. Die Darmschleimhaut ist der Lebensraum der gesunden Darmbakterien, die heute immer mehr von alten Kotresten verklebt und von Pilznestern besiedelt ist. Wo dieser Unrat ist, kann es keine optimale Darmflora geben.

Candida Serologie

Der positive Nachweis von Candida-Antigen im Blut bedeutet, daß intakte Hefezellen oder Zellbestandteile ins Blut übergetreten sind.
Inzwischen gibt es viele verschiedene Tests, die, besonders wenn sie kombiniert werden, einen hohen diagnostischen Wert haben. Die gleichzeitige Erhöhung der Titer von IgA, IgG und IgM ist in der Regel Ausdruck eines akuten Geschehens.

Der Säure-Basen-Haushalt – eine Hauptstütze der Gesundheit

Candida-Betroffene spüren immer mehr, daß ihre Zustandsverschlechterungen etwas mit dem Ansteigen ihres Säurepegels zu tun haben, deshalb halten sich viele sehr streng an eine basenbetonte Ernährung. Ein geordneter Säure-Basen-Haushalt entscheidet darüber, ob Sie gesund sind oder nicht.
Nach Bruno Haefeli werden die schützenden Urkeime – Chondrite oder Endobionten – erst im sauren Milieu der Körpersäfte zu aggressivem Wachstum angeregt, wodurch sie zum Pilz herankeimen. Somit ist die Übersäuerung des Körpers als direkter ursächlicher Wegbereiter in die Verpilzung anzusehen.

Der Magen als Regler des Säure-Basen-Haushaltes

Da heute fast jeder von einer latenten, also noch unauffälligen Azidose (Übersäuerung) betroffen ist und diese auch den Mykosen (Pilzerkrankungen) den Boden bereitet, ist die genaue Kenntnis der Zusammenhänge wichtig.
Der Magen spielt dabei eine zentrale Rolle. Neben der Verdauungsarbeit ist seine bedeutendste Aufgabe die Bereitstellung von Alkali, genauer gesagt, von Natriumbikarbonat, auch Natron oder Natriumhydrogenkarbonat genannt.
So wichtig wie Sauerstoff zum Atmen, eine natürlich gewachsene Nahrung, Sonnenlicht, die natürlichen elektromagnetischen Schwingungen und reines Wasser sind, so bedeutend ist auch das Vorhandensein eines ausreichenden Alkalidepots.

Dieser basische Puffer muß in ausreichender Menge dem Körper zur Verfügung stehen, wenn alle Körperfunktionen optimal ablaufen sollen. Sinkt der Alkalispiegel, also die Natronmenge, im Körper ab, so kommt es zu Störungen verschiedenster Art und mit der Zeit – oft erst nach Jahrzehnten – zu schweren Krankheiten. Dazu gehören auch die Pilzerkrankungen. Ein ausgeglichener Säure-Basen-Haushalt ist deshalb eine wesentliche Grundvoraussetzung für Ihre Gesundheit.

Säure und Basen im Gleichgewicht

Ob Ihre Säureverhältnisse noch in Ordnung sind, können Sie leicht selbst feststellen. Messen Sie zuerst zwei Tage lang den pH-Wert jeder Harnausscheidung mit einem Harn-Indikatorpapier aus der Apotheke, und schreiben Sie die Werte mit Uhrzeit auf.

TIP
Bei den Indikatorstreifen gibt es große Preisunterschiede. Benutzen Sie die preiswertesten Papierstreifen mit einer Anzeige von 5,6–8 pH, die Sie eventuell in kleine Stücke schneiden. Fangen Sie den Urin in einem Gefäß auf, um das Indikatorpapier darin einzutauchen. An der Verfärbung des Streifens können Sie den jeweiligen pH-Wert Ihres Harns ablesen.

Der pH-Wert gibt die Wasserstoff-Ionenkonzentration des Harnes an. Er ist ein Maß für die darin enthaltene Stärke der Säure. Je mehr saure H-Ionen (Wasserstoff-Ionen) der Harn aufweist, um so tiefer liegt der Wert (4,5–6 pH). Dabei ist zu beachten, daß hierbei in Zehnerpotenzen gerechnet wird, so daß der Schritt zum Beispiel von 6 zu 5 pH nicht *einmal* saurer, sondern *zehnmal* saurer bedeutet.

Der neutrale pH-Wert liegt bei 7. Der Bereich von 0 bis 7 ist sauer und der von 7 bis 14 ist alkalisch (basisch). Basen werden auch als Laugen bezeichnet. Sie neutralisieren die Säuren, indem sie mit ihnen basische, neutrale oder saure Salze bilden, die schadlos auf dem Blutwege die Nieren passieren.

Am besten tragen Sie Ihre Meßdaten in eine Kurve ein, um festzustellen, ob Sie noch ein gesundes Auf und Ab Ihres Säure-Basen-Haushaltes erreichen.

Die optimale Kurve

Beim Gesunden verläuft die Kurve vom unteren sauren Bereich in den oberen basischen Bereich. Diese ideale Kurve gibt es heute nur noch sehr selten. Nur Menschen, die sehr viel körperlich arbeiten und deshalb viel schwitzen, können noch in diesem optimalen Bereich liegen. Körperliche Arbeit hat den Vorteil, daß durch die vermehrte Atmung mehr Sauerstoff aufgenommen wird und mit der Ausatmung verstärkt Säureschlacken abgeatmet werden. Dabei entweicht die Kohlensäure dem Körper als Kohlendioxid. Über den Schweiß kann das Bindegewebe seine gespeicherten Gifte und Säuren gleich nach außen befördern. Harte körperliche Arbeit ist demnach für ein ausgeglichenes Säure-Basen-Verhältnis geradezu ideal. Erhalten Sie bei den Harnmessungen eine eher gleichbleibende Linie, liegt bereits eine erhebliche Minderung der Alkalireserve vor. Die Größe der Alkalireserve ist von der Säure-Basen-Bilanz des Organismus abhängig, das heißt von der Säure- und Basen-Zufuhr sowie Säure-Basen-Ausfuhr. Da das Blut seinen leicht basischen pH-Wert (um 7,4 pH) unter allen Umständen aufrechterhalten muß, werden Säuren, die dieses Gleichgewicht stören, durch basische Puffer gebunden und über den Urin ausgeschieden. Reichen die basischen Puffer des Blutes nicht aus, werden die störenden Säuren zur Zwischenlagerung ins Bindegewebe abgeschoben. Wenn das Blut wieder Säuren abpuffern kann, werden sie freigesetzt und über die Nieren ausgeschieden. Die kollagenen Fasern des Bindegewebes sind so angelegt, daß sie enorme Mengen an Säuren speichern können, ohne daß Sie das vorerst bemerken.

> Bei einem Gesunden sollte ungefähr 1 1/2–2 Stunden nach einer Mahlzeit (ohne daß Entsäuerungssalze genommen werden) eine Basenflut einsetzen. Das heißt, der Meßwert, der am Morgen natürlicherweise im sauren Bereich liegt, sollte in den basischen Bereich über pH 7,4 hochschnellen.

Bei drei Mahlzeiten am Tag liegen drei Zacken der Kurve im basischen Bereich, dies wird Basenflut genannt. Zwischen den Mahlzeiten sinkt der Harn-pH-Wert wieder kurzfristig in den sauren Bereich, solange Sie noch nicht mit zusätzlichem Natron abpuffern. Diese Lebendigkeit der Harnkurve zeigt, daß Ihr Körper über eine genügend große Alkalireserve (Natriumbikarbonat) verfügt, so daß er das nach jeder Mahlzeit ansteigende Natriumbikarbonat über die Nieren ausscheiden kann.

Wenn die Alkalireserve bereits verringert ist

Die Basenflut fällt bei intakten Magensäureverhältnissen nach den Mahlzeiten immer im Blut an. Ob sie sich mit einem Anstieg der Harnkurve in den basischen Bereich widerspiegelt, hängt von der Größe des Alkalidepots ab. Ist das Basendepot bereits verringert, hat die Niere die Aufgabe, das Natrium im

Vorharn zurückzuholen, um es für den Körper zu erhalten. So messen Sie trotz Basenflut einen pH-Wert, der sich ständig und zwar in einer mehr oder weniger gleichbleibenden Linie im unteren, sauren (oder im alkalischen) Bereich bewegt.

An der Höhe der Zacken, die sich zum basischen Bereich hin erheben, das heißt an der Lebendigkeit der Harnkurve, können Sie ablesen, wie groß oder klein Ihr Basendepot ist. Beim Diabetiker verläuft die Harnkurve meist nur in einer fast geraden Linie. Dieser gradlinige Verlauf ist typisch, wenn ernstzunehmende Erkrankungen auftreten.

Ergibt sich aus dem Meßwert ständig ein eher gradliniger pH-Wert-Verlauf – dies kann im sauren Bereich aber ebensogut auch im basischen Bereich erfolgen –, so ist besonders im letzteren Fall die Alkalireserve bereits stark verringert. Die Nieren haben bei diesen tiefen wie auch bei den zu hohen basischen Werten sehr viel Arbeit, das dringend benötigte Natrium aus dem Vorharn wieder zurückzuholen.

Zeigt die Harnkurve an, daß bereits ein Mangel an Basen (Alkalireserve) vorliegt, so sollte dieser Mangel sofort aufgefüllt werden.

WICHTIG

Das einfache Natron oder Natriumbicarbonicum, bekannt zum Beispiel als Bullrich Salz oder Kaiser Natron, ist am besten geeignet. Wird das Natron abends eingenommen, so wird ein Harn-pH-Wert von 7,4 erreicht. Während der Nacht erfolgt eine kraftvolle Säureentschlackung im Bindegewebe und die Nieren werden entlastet, indem sie weniger Natrium rückresorbieren müssen. Diese Rückresorption von Alkali aus dem Harn erfordert stets einen Energieaufwand und kann langfristig zu einer Erschöpfung der Nierentätigkeit bis zu Nierenerkrankungen (Nephropathien) führen.

Bedeutung einer gradlinigen Harnkurve im basischen Bereich

Bei zu hoher Säurelast, die die Nieren verätzen würde – die Nieren können nur Säuren bis zu einem pH-Wert von 4,5 ausscheiden –, wird das basische Natrium oder Kalium durch basisches Ammoniak ersetzt. Die Nieren fügen dem sauren Harn so lange Ammoniak zu, bis sein pH-Wert einen Grad erreicht hat, der den empfindlichen Nierenzellen nicht mehr gefährlich ist. Ein Harn, der sehr viel Ammoniak enthält, nimmt einen stechenden Geruch an und hat einen basischen pH-Wert.

Auch Menschen, die sich noch halbwegs gesund fühlen, haben häufig einen fast gleichbleibenden pH-Wert um 7. In diesem Fall können freie Säuren nicht mehr ausgeschieden werden. Sie werden an Ammoniak gebunden, um dem Körper sein wertvolles Alkali (Natrium oder Kalium) zu erhalten. Dieser Vorgang zeigt neben einer Ausscheidungsschwäche für Säuren einen starken Basenmangel an und schwächt langfristig die Nieren. Oft ist die Harnfarbe bereits sehr blaß, was anzeigt, daß harnpflichtige Stoffe bereits zurückgehalten werden, so daß als wichtige Maßnahme die Nierentätigkeit zuerst verbessert werden sollte.

EXTRATIP

In dieser Situation bewirkt eine geringe Natroneinnahme einen Anstieg des pH-Werts bis auf pH 9. Durch vorsichtiges »Einschaukeln« mit wiederholtem tageweisem Aussetzen der Natroneinnahme kann diese Säureausscheidungsblockade meist noch rechtzeitig behoben werden.

Symptome einer latenten Azidose/Übersäuerung

Es sind ähnliche Symptome wie bei der Candida-Erkrankung. Besonders typisch ist die sympathikotone Phase. Eine saure Stoffwechsellage bedeutet Streß für den Körper. Deshalb reagiert der Nervus Sympathikus mit Unruhe und Anspannung. Der ständige Säureüberschuß im Darm reizt den Sympathikus zu starken Erregungen, so daß das Nervensystem mit der Zeit überreizt wird und es zu der sogenannten Vegetativen Dystonie kommen kann.

Aber auch Antriebslosigkeit, gedrückte Stimmung bis zu Depressionen stellen sich ein. Der Schlaf kann gestört sein. Mit den Stoffwechselausscheidungen der Pilze (Säure, Alkohole, kampfgasähnliche Gifte) wird der Körper weiter belastet.

Folgende Symptome sind Zeichen einer Übersäuerung, von denen die meisten auch einer Pilzerkrankung zugeordnet werden können:

- rasche Ermüdbarkeit, Erschöpfung, Arbeitsunlust, gedrückte, depressive Verstimmungen;
- Schlaflosigkeit, bedingt durch sympathikotone Überreizung;
- Appetitlosigkeit oder Heißhunger;
- Sodbrennen, Gastritis;
- belegte Zunge, Mundgeruch;
- Härte und Schmerzhaftigkeit der Schultermuskulatur,
- rheumatische Beschwerden aller Art,
- feuchte, kalte Hände,
- Schweißfüße, überhaupt Neigung zum Schwitzen;
- Erkältungsbereitschaft,
- Bereitschaft zu Fieber,
- chronische Bronchitis mit Schleimabsonderung;
- Fluor albus (Ausfluß) bei Frauen.

Häufig sind Wangen, Nase, die Ränder der Augenlider gerötet. Durch die Übersäuerung ist das Blut dickflüssiger geworden. Die Herzarbeit wird erschwert, es kommt zu rückwirkenden Blutstauungen in Form von Hämorrhoiden und Beinvenen. Die roten Blutkörperchen haben durch den Säureüberschuß ihre Verformbarkeit im Blut eingebüßt und bleiben in den Kapillaren »stecken«. Gefährlich wird es dann, wenn lebensnotwendige Kapillaren verstopft werden. Schlaganfall und Herzinfarkt sind die Folge.

Die roten Wangen treten häufig auch bei Vegetariern auf, die Rohkost nicht richtig aufschließen können, wodurch die Säure und der Alkohol im Blut ansteigen. Der Stuhl ist dabei ungeformt und riecht säuerlich. Es liegt dann ein Gärungsstuhl vor, der Gärungsbakterien und Candida-Pilze mästet, wodurch wiederum viel Säure ins Blut übertritt.

Ursachen für eine Übersäuerung
- Basen- und Vitalstoffmangel in der Nahrung,
- säurebildende Kost und Genußgifte, die durch die starke Säurebildung dem Körper ständig Natriumbikarbonat rauben;
- ein geschädigtes Darmmilieu mit chronischer Darmgärung, das heißt eine Überwucherung mit säureliefernden Dysbakterien und Pilzen aufgrund säurebildender Nahrung oder zuviel schlecht gekauter Nahrung;
- schwere Stoffwechselerkrankungen wie Diabetes mellitus, Urämie, Lebererkrankungen;
- Streß, Kummer, Aufregungen;
- ein gestörter Bettplatz,
- Elektrosmogverstrahlung,
- mangelhafte Magensäureproduktion.

Dadurch fehlen die üblichen Basenfluten, die den alkalophilen Organen (Bauchspeicheldrüse, den Verdauungsdrüsen des Dünndarms und der Galle) die Basizität verleihen, ohne die eine ordnungsgemäße Aufschließung der Nahrung nicht möglich ist.

> Bei fehlender Natriumbikarbonaterzeugung im Magen sollten Sie regelmäßig vor den Mahlzeiten Natron einnehmen.

EXTRATIP

Jede Übersäuerung erfordert eine natürliche, basenbildende Kost, die reichlich Vitamine, Mineralien, Spurenelemente und Aminosäuren liefert, denn der Körper benötigt ein großes Arsenal von Vitalstoffen, um sich gegen die vielen chemischen Gifte und die ständig steigende Verstrahlung (Elektrosmog, Radioaktivität) behaupten zu können. Deshalb sollte die tägliche Nahrung zu 1/7 aus Säurebildnern (Fleisch, Fisch, Eier, Käse, konzentrierte Kohlenhydrate wie Brot) bestehen und zu 6/7 aus Basenbildnern wie Gemüse, Kartoffeln, voll ausgereiftem (nicht unreif gepflücktem) Obst, Salaten, Keimlingen und grünen Säften.

Da heute meist ein erhebliches Basendefizit besteht, sollte es mit Natron ausgeglichen werden. Nach wochen- oder monatelangen Natroneinnahmen kann sich Ihr Säure-Basen-Haushalt so verbessern, daß sich die Zacken der Harnkurve wieder in den basischen Bereich erheben.

WICHTIG
Natrongaben ohne eine Ernährungsumstellung genügen nicht. Nur eine basenbetonte Ernährung liefert die Vielzahl von Antioxidantien, Schutz- und Aufbaustoffen, die Sie heute aufgrund der veränderten Umweltsituation dringend benötigen.

Die Rolle des Bindegewebes
Das Bindegewebe ist der Puffer, der den Blut-pH-Wert immer auf gleicher Höhe um 7,4 pH hält. Fällt durch säureliefernde Nahrung, Streß, Genußgifte, Bewegungsmangel zuviel Säure im Blut an, wird diese, falls nicht genug Natriumbikarbonat im Blut zur Abpufferung verfügbar ist, zur Zwischenspeicherung ins Bindegewebe »abgeschoben«. Um nicht selbst durch Überfüllung krank zu werden, muß das Bindegewebe immer wieder seine gesammelten Säuren abgeben können.

Die Anzeichen für eine Überfüllung des Bindegewebes und verringertes Basendepot sind:

- kalte Hände und Füße,
- eine rote Nase und rote Wangen,
- Neigung zu Krämpfen,
- Verhärtungen,
- Gelosen,
- rheumatische Beschwerden,
- Schmerzen; besonders zählen dazu Muskelschmerzen nach körperlicher Betätigung und die verschiedenen Muskelmißempfindungen (Krämpfe, Unruhe).

Eine außerordentlich wichtige Möglichkeit, den Körper zu entsäuern, ist regelmäßige körperliche Bewegung mit vertiefter Einatmung und gleichzeitiger basischer Sauerstoffaufnahme sowie eine vertiefte Ausatmung.

Eine übertriebene körperliche Arbeit, bei der mehr Milchsäure anfällt, als abgebunden werden kann, erzeugt dagegen Muskelkater. Muskelkater nach körperlicher Betätigung, der im schlimmsten Fall mehrere Tage mit sehr starken Schmerzen andauern kann, ist ein Anzeiger dafür, daß die Alkalireserve bereits sehr stark verringert ist. Durch Muskelarbeit entsteht Milchsäure, die beim Gesunden unter anderem auch mit basischen Stoffen aus der Alkalireserve verstoffwechselt wird. Der Grad der Muskelschmerzen zeigt an, wie groß die Entgiftungsblockade bereits ist.

Starke körperliche Arbeit erzeugt Schweiß, und in diesem Schweiß scheidet der Körper wiederum Säuren und Gifte in großen Mengen aus. Das Bindegewebe als Säurespeicher schützt auch die Organe und deren hochspezialisierte Arbeitszellen (die Parenchymzellen) vor Erkrankungen. Denn über das Bindegewebe als Transitstrecke laufen die Versorgung der Parenchymzellen und der Abtransport ihrer Stoffwechselschlacken, was nur dann optimal funktioniert, solange sich das Bindegewebe immer wieder von seiner Säurelast befreien kann. Die Reinigung des Bindegewebes findet besonders in der Nacht statt. Nachts fehlen die von der Nahrungsaufnahme abhängigen Basenfluten, so daß nur wenig Säure über die Nieren ausgeschieden werden kann, weil die Alkalireserve des Blutes nur geringfügig absinken darf.

Eine viel stärkere Reinigung des Bindegewebes von Säuren findet dann statt, wenn Sie am Abend einen Teelöffel Natron auf einen halben Liter lauwarmes Wasser trinken. Dadurch erzeugen Sie eine starke Basenflut, die es den Nieren ermöglicht, wesentlich mehr Säure über den Harn herauszugeben, ohne daß sie sich dabei um die Rückresorbierung von Natrium (und Kalium) kümmern muß. Durch das reichliche Angebot von Alkali (Natron) kann der Harn schneller und nierenschonender bereitet werden.

WICHTIG
Eine optimale Verdauung der Nahrung ist nur dann möglich, wenn die Alkalireserve groß genug ist. Ist die Reserve stark verringert, wird die Nahrung mangelhaft in ihre Bausteine zerlegt. Dadurch verlieren die positiven, den Körper schützenden Darmbakterien ihren Lebensraum. Dysbakterien und Pilze treten auf den Plan, die den Körper mit immer mehr Säure überschwemmen.

Säurereiche Mahlzeiten – was geschieht?

Was geschieht, wenn eine Mahlzeit zum Beispiel zu viel Getreide, Süßigkeiten und Fleisch enthält, das heißt säurebildende Nahrungsmittel überwiegen?
Tierisches Eiweiß wird zu Säure abgebaut, insbesondere Schwefel- und Phosphorsäure. Auch Getreidegerichte liefern aufgrund der Kohlenhydrate viel Säure und Phosphorsäure. In diesem Fall bleibt im Dünndarm ein Rest saurer Nahrung übrig, für den die basischen Sekrete der Verdauungsdrüsen nicht mehr ausreichen. Da der Dünndarm einen sauren Speisebrei erst dann zur Weiterbeförderung freigibt, wenn er basisch durchwirkt ist, wird die Bauchspeicheldrüse durch den Säurereiz veranlaßt, Natriumbikarbonat anzufordern, um ihr basisches Sekret ausschütten zu können. Fehlen bereits die Basen im Blut, so verweilt der saure Speisebrei längere Zeit im Dünndarm. Dies wird der Grund sein, daß es im ungeschützten Dünndarm, der auf ein basisches Milieu eingestellt ist, so häufig zu Entzündungen und Geschwüren kommt.
Durch die Natriumbikarbonat-Anforderung setzt die Salzsäure- und Natriumbikarbonat-Produktion erneut ein, obwohl der Magen leer ist. Die nicht benötigte Salzsäure wird vom Magen so lange festgehalten, bis die Nahrungsverdauung im Dünndarm abgeschlossen ist. Durch die ständige Salzsäureproduk-

tion wird die Magenschleimhaut entzündlich gereizt. Die Salzsäure wird im Magen zur Stoffwechselregulation als »Depotsalzsäure« zurückgehalten.

Durch Einnahme von Natriumbikarbonat wird der übersäuerte Magen wieder in Ordnung gebracht. Es verbindet das Chlor (den sauren Anteil der Salzsäure) im Magen zu Kochsalz, das über die Niere ausgeschieden wird. Die Natronzufuhr entfernt somit die gesamte Depotsalzsäure, die die Magenschleimhaut reizt.

Die üblicherweise verordneten Aluminium-Silikate, Magnesia usta und Tonerden beruhigen bei Gastritis zwar auch den Säurereiz, verbinden sich dagegen nicht mit dem Chlor, so daß es im Körper zurückbleibt und als Reizfaktor bestehenbleibt, der die Superazidität weiterunterhält.

> Solange ein großes Manko an Alkali im Körper besteht, wird sich immer wieder Depotsalzsäure bilden. Dieses hört erst dann auf, wenn durch Natrongaben über längere Zeit die Alkalireserve im Körper wieder aufgefüllt ist bei gleichzeitiger Ernährungsumstellung auf basenbildende Kost. Vorteilhaft ist außerdem eine begleitende Darmsanierung (Colon-Hydrotherapie, Mayr-Kur, Darmflorastärkung), um die säureerzeugenden Gärungsbakterien zurückzudrängen.

Die Folgen einer Superazidität des Magens

Eine langjährige Superazidität des Magens kann mit der Zeit die Aktivität der Belegzellen des Magens einschränken, bis die Salzsäure- und Natriumbikarbonat-Erzeugung ganz eingestellt wird. Schwere Krankheiten, besonders auch Krebs, sind meist von einer Unterfunktion der Magensäureproduktion begleitet, die immer mit einer starken Azidose gekoppelt ist. Beim Fehlen von Magensäure können Candida-Pilze auch den Magen besiedeln. In diesem Fall bläht sich der Leib sehr bald nach dem Hinunterschlucken der Nahrung auf. Unter diesem Zustand leiden heute viele Menschen.

Fehlt die Magensäureproduktion, so fehlt auch die Natriumbikarbonat-Erzeugung. Da Natriumbikarbonat für die weitere Verdauung im Dünndarm unbedingt nötig ist, sollte dieser Mangel dringend vor jeder Mahlzeit ausgeglichen werden. Im Magen findet ja nur eine Anätzung der Eiweiße durch die Magensäure statt. Die vollständige und endgültige Spaltung von Eiweiß erfolgt im basischen Milieu des Dünndarms durch das Bauchspeicheldrüsensekret Trypsin, das nur in Gegenwart von ausreichend Natriumbikarbonat ordnungsgemäß hergestellt werden kann.

Lernen Sie Ihren Säure-Basen-Haushalt kennen

Wenn Sie sich zur Bekämpfung Ihrer Übersäuerung zu einer Natroneinnahme entschlossen haben, sollten Sie am Anfang der Natroneinnahme einige Tage jede Harnausscheidung messen. Sie bekommen dadurch ein Gefühl, ob Sie ein- oder zweimal täglich, in seltenen Fällen auch dreimal täglich, die Abpufferung mit Natron vornehmen sollten. Durch das großzügige Angebot des lange fehlenden Alkalis beginnt Ihr Körper mit der Aufräumarbeit und scheidet viel aus. Es erfolgt eine Umstellung Ihrer Körpersäfte von »sauer« auf »basisch«, wodurch sich einiges auch an bisher notwendigen Ausgleichsregulationen ändert. Dabei kann es zu den aus der Naturheilkunde allgemein bekannten Reinigungsreaktionen kommen. Auftreten können Magenbeschwerden, Blähungen und Durchfall, weil die negativen säureliebenden Bakterien und Pilze ihren Lebensraum verlieren. Das verstärkte Basenangebot kann auch zu Stauungen wie Kopfschmerzen oder rheumatischen Beschwerden führen, weil sich die Säuredepots im Körper aufzulösen beginnen.

Vor der Natroneinnahme sollten Sie unbedingt Ihre Leber- und Nierentätigkeit verbessern und dem Körper reichlich Antioxidantien, Vitamine, entgiftende Aminosäuren, Spurenelemente sowie viel abgekochtes Wasser, leichten Kräuter- oder Nierentee nach Dr. Clark gönnen. Auch das Kombucha-Getränk hilft Ihnen, Gifte und Säuren zu binden und auszuschwemmen.

Bei stärkeren Reaktionen des Körpers sollten Sie mit der Natronzufuhr ein bis zwei Tage aussetzen, um sie danach wieder langsam zu steigern.

Der wichtigste Wert Ihrer Messung ist der Morgenharn um 7.00 Uhr, dessen Messung Sie sich auch in Zukunft zur Gewohnheit werden lassen sollten. Er gibt einen Hinweis auf die Höhe der Säureausscheidung in der Nacht. Nach diesem Wert richtet sich die Natronmenge zur Abpufferung der angefallenen Säuren.

Der pH-Wert des Harns sollte unter Natronzuführung morgens möglichst knapp über 7,4 liegen, höchstens 8. Das Blut hat einen sehr konstanten pH-Wert zwischen 7,3 bis 7,4. Erst dann, wenn diese Grenze überschritten wird, dürfen die Nieren großzügig Natrium- und Kalium-Ionen mit dem Harn abfließen lassen. Liegt der Wert unter dieser Marke, muß die Niere das Alkali wieder mühsam zurückresorbieren, so daß nur sehr wenig Säure den Körper verlassen kann.

Schadet ein Zuviel an Natriumbikarbonat?

Da jede Übersäuerung mit einem Basenmangel einhergeht und solange die Nieren noch Mineralien ausscheiden können, ist es immer angebracht, Basen extra zuzuführen. Denn ein Zuviel verläßt den Körper über die Nieren, da das Blut ständig bemüht ist, seinen pH-Wert im Bereich von 7,4 beizubehalten.

Natron oder Natriumbikarbonat entsteht aus der Verbindung von Natrium, Kohlendioxid und Wasser. Wenn Sie nach einer Natronwassereinnahme aufstoßen müssen, so ist dieses das Kohlendioxid, das Sie auf diesem Wege schadlos verläßt. Es bleiben also nur das erwünschte basische Element Natrium und Wasser in Ihrem Magen zurück, während Sie bei Kochsalzgenuß auch die saure Komponente Chlorsäure zu sich nehmen, die Ihren Körper zusätzlich belastet. Im Falle einer Übersäuerung ist es daher ratsam, erst einmal die verringerte Natriumbikarbonatreserve aufzufüllen. Danach ist gegen eine vernünftige Kochsalzverwendung nichts mehr einzuwenden. Sprechen Sie mit Ihrem Therapeuten darüber.

Natron sollten Sie nicht als Medikament betrachten, das Sie nur kurzfristig einzunehmen brauchen, um eine Störung zu beheben. Durch die fortschreitenden Umweltveränderungen und Bewegungsmangel sind Sie heute mehr denn je der Übersäuerung ausgesetzt. So gehört die Zufuhr von Natron einfach zu den Grundvoraussetzungen für Ihre Gesundheit.

Wer schon sehr lange einen erheblichen Mangel an Natriumbikarbonat hat, braucht meist mehrere »Anläufe« mit Natrongaben und tageweisem Aussetzen, bis sich der Stoffwechsel auf das bisher fremde reichliche Basenangebot einstellen kann. Hören Sie in sich hinein, wie Sie sich fühlen, und lassen Sie Ihrem Körper genug Zeit. Beginnen Sie erst mit einer kleinen Menge (1/8–1/4 Teelöffel), dann die Menge langsam steigern. So überfallen Sie Ihren Körper nicht mit einem Stoff, den er zwar dringend braucht, aber nicht mehr handhaben kann.

Wichtig ist auch, daß Sie das Salz in gut warmem Wasser auflösen und sehr gut verdünnen, so daß es fast geschmacklos wird. So bieten Sie Ihren Geweben gleichzeitig mehr Wasser, um die über Jahre hinweg angesammelten Säuren und Gifte zur Ausscheidung zu bringen.

Bei intakter Nierenleistung wird ein Zuviel an basischen

Stoffen ohne Probleme ausgeschieden. Bei einer bereits eingeschränkten Nierenleistung (Niereninsuffizienz, Wasserzurückhaltung) sollten Sie Ihren Arzt um Rat fragen, da ein Zuviel an Mineralien die Nieren noch mehr belasten könnte.

WICHTIG

Natriumbikarbonicum oder Natron können Sie lose als Pulver in Drogerien oder in der Apotheke kaufen. Es hat einen pH-Wert von 9 und ist somit eine sehr starke Base (Lauge), die sehr gut verdünnt werden sollte. Denn auch eine zu starke Base kann die Schleimhaut reizen. Außerdem schmeckt die Lösung verdünnt viel besser. Das einfache, reine Natron ist am wirkungsvollsten.

Natroneinnahme in der Praxis

So gehen Sie am besten vor
Besorgen Sie sich Indikatorpapier zur Harn-pH-Wertmessung und Natronpulver, auch Natriumbikarbonat oder Natriumhydrogencarbonat genannt, um am Anfang jede Harnausscheidung zu messen.
Beginnen Sie Ihre Einnahme mit einer kleinen Menge von etwa 1/4 Teelöffel Natronpulver. Diese Menge können Sie langsam bis auf 1 Teelöffel morgens und abends steigern.
Bemerken Sie, daß der pH-Wert dabei zu hoch (zum Beispiel auf 9) ist oder sich irgendwo Wasser staut, so sollten Sie ein bis zwei Tage aussetzen. Der Körper muß sich in diesem Fall erst an die oft jahrzehntelang fehlende Puffersubstanz wieder gewöhnen. Im allgemeinen wird Natron problemlos vertragen.

> **EXTRATIP**
> Die Lösung sollten Sie jeweils so gut verdünnen, daß sie kaum noch salzig schmeckt. In heißem Wasser aufgelöst schmeckt sie besser.

In der ersten Zeit brauchen Sie meist morgens und abends je 1 Teelöffel, manchmal auch noch mittags ein drittes Mal. Je mehr sich Ihr Basendepot wieder auffüllt, um so mehr können Sie die Natronmenge reduzieren.

In dieser Zeit sollten Sie jede Harnausscheidung messen. Der pH-Wert sollte knapp über 7,4 liegen. Liegt der Wert höher, verringern Sie die Natronmenge so stark, bis Sie möglichst diesen Wert erreichen.

Grundsätzlich kann Natron zu jeder Zeit genommen werden, also morgens nach dem Aufstehen und abends vor dem Schlafengehen. Wer tagsüber unterwegs ist, kann sich die Natronmenge auch in viel Wasser auflösen und zwischendurch schluckweise trinken.

Zwischendurch immer wieder einmal aussetzen

Füllen Sie zuerst einmal 3 Wochen lang Ihr Natrondepot auf und setzen dann einige Tage aus, dabei die Harnkurve weiterführen. Jetzt erkennen Sie schon, was Ihnen die Auffüllung gebracht hat. Sind Sie mit dem Verlauf Ihrer Kurve noch nicht zufrieden oder treten die Säureprobleme wieder auf, fahren Sie mit der Natroneinnahme fort.

Nach dem Absetzen können Sie so stark in den sauren Bereich abrutschen, daß Ihnen die Arme einschlafen, was auf einen Calciummangel hindeutet. Hintergrund dafür ist: Solange die Alkalireserve beziehungsweise die Natronzufuhr genügend groß ist, werden die basischen Mineralien Calcium und Magnesium nicht zum Abpuffern von Säuren verbraucht. Fehlt Natron, so greift der Körper auf das im Blut schwimmende

Calcium und Magnesium zurück, um die Säuren abzupuffern. Wird wieder Natron zugeführt, verschwinden diese Probleme.

Reinigungsreaktionen
Die Umstellung Ihres Säure-Basen-Haushaltes bringt unter Umständen Reinigungsreaktionen mit sich, die sich durch das Freisetzen der gespeicherten Säure einstellen können. Deshalb sollten Sie besonders in der ersten Zeit 2-3 Liter täglich leichten Kräutertee oder belebtes, eventuell abgekochtes Wasser trinken.
Beginnt der Körper überstürzt zu viel Säureschlacken aus seinen Depots zu lösen, so kann es sein, daß diese zur schnelleren Ausscheidung auch über den Darm abtransportiert werden. Da die Säure die Darmschleimhaut reizt, wird sie sehr schnell weiterbefördert, was trotz Natroneinnahme zu dem dünnen, säuerlich riechenden Stuhl führt.
Die Pilze gehen bei Anhebung des Blut-pH-Wertes auf 7,4 in die kristalline Auflösungsform über, was zu Beginn zu Stauungserscheinungen wie Kopfschmerzen und anderen Beschwerden führen kann.

Mit Pflanzen entsäuern

Solange die Alkalireserve klein ist, können Sie das Defizit durch die Zufuhr pflanzlicher Nahrung oder entsprechender Entsäuerungssalze, die kein Natriumbicarbonicum beziehungsweise Citrat- oder Tartratverbindungen enthalten, nicht auffüllen. Am besten wirken Natrium-Ionen, die als Natriumbikarbonat am effektivsten sind.
Es ist aber aus anderen Stoffwechselgründen nötig, daß Sie sich basische Mineralien (Kalium, Calcium, Magnesium, Eisen) durch basenliefernde Pflanzen oder entsprechende Basenprä-

parate zuführen. Hierfür bietet sich in natürlicher Zusammensetzung und bestens aufgeschlossen auch das mineralreiche Bio-Molken-Pulver aus Süßmolke (Reformhaus) an. Es enthält mehr Calcium als Phosphor und ist basenüberschüssig.

Noch einmal sei betont: Eine Auffüllung der so wichtigen Alkalireserve, was Sie am effektivsten mit Natrongaben erreichen, können Sie damit nicht erzielen. Und doch werden über die Natrongaben hinausgehend noch unzählige andere Vitalstoffe benötigt.

So wichtig Natron ist, um Ihnen die Basis für Ihre Gesundheit zu schaffen, so ist dieses nur ein Teil, wenn auch ein eminent wichtiger, der wiederum von vielen anderen Stoffen unterstützt werden sollte. Dazu gehören:

Brennesselpulver
Wenn Sie es vertragen, zweimal täglich 1 Eßlöffel gerebbelte Brennesseln in Waffeln oder Speisen unterrühren. Brennesseln sind hochbasisch und enthalten viel Eisen. Sie entsäuern gut, so daß sie immer öfter in der Rheumatherapie in Form von Tee oder Kapseln eingesetzt werden.

EXTRATIP
Auch Brennesselspinat mit gedünsteten Zwiebeln, gemischt mit Löwenzahn, Taubnesseln, Beinwellblättern oder Gartenspinat wirkt entsäuernd.

Brennesselfrischsaft
oder reichlich Brennesseltee trinken. Laut Ebba Waerland schützt Brennesselsaft vor den Folgen radioaktiver Verstrahlung. Brennesseltee nicht alt werden lassen, damit das Eisen nicht oxidiert. Den Tee schnell abkühlen lassen und möglichst frisch gebrüht trinken.

Grünes Getränk
Für das grüne Getränk verwenden Sie jeweils alle Wildkräuter, die Sie kennen, soweit sie saftig, frisch und grün sind. Geeignet sind grüne Pflanzen aller Art, zum Beispiel Petersilie, Schnittlauch, Brennessel, Löwenzahn, Taubnessel, Spitz- oder Breitwegerich, Beinwellblätter, Zitronenmelisse, Basilikum, Dost, Bohnenkraut, Dill, Giersch, Gundermann, Labkraut oder Wiesenbärenklau. Die Kräuter nur dort sammeln, wo die Natur noch sauber ist und wo Sie sicher sein können, daß nicht mit Pestiziden gespritzt wurde. Sehr gut ist auch der basische Weizen-, Gersten- oder Roggengrassaft.

Aufgrund der starken Ordnungskräfte des frischen Pflanzenblutes sollten Sie vorsichtig mit kleinsten Mengen beginnen, zum Beispiel einem Eßlöffel, und nur langsam steigern. Weniger ist hierbei meist mehr.

So bereiten Sie ihn zu:
Die Wildkräuter waschen und mit gutem Wasser im Mixer pürieren, durch ein Sieb streichen und sofort schluckweise trinken. Täglich ein- bis zweimal eine Tasse einnehmen.
Mit einer Saftpresse aus dem Bioladen können Sie den Saft pur auspressen. Davon nur 1–2 Eßlöffel täglich einnehmen.

Petersilie
Sie hat den höchsten Vitamin-C-Anteil von den Gartengemüsen, wobei sie noch ein weiteres Arsenal wichtigster Vitamine liefert: Beta-Carotin, Vitamin E, K, B_1, B_2, B_3, B_6, und Folsäure. Durch ihren hohen Kaliumgehalt wirkt sie entwässernd. Sie hat viel Eisen und Zink. Sie enthält 245 mg Calcium, wogegen der Phosphorgehalt 130 mg beträgt. In humusreichen Böden kann sie bis zu 110 mg Selen aufnehmen.

Auch der sehr basische Schnittlauch hat viele Wertstoffe und kann reichlich verwendet werden.

Schutz durch Antioxidantien

Antioxidantien sind Wächter Ihrer Gesundheit und befinden sich sowohl in Nahrungsmitteln als auch in Ihrem Körper. Sie sind Bestandteil des Stoffwechselgeschehens und verringern schon in geringer Konzentration eine Schädigung Ihrer Zellen durch die ständig im Körper ablaufende Oxidation.

Stehen Ihrem Körper genügend Antioxidantien zur Verfügung und ist Ihr Säure-Basen-Haushalt in Ordnung, so ist Ihr Körper in hohem Maße vor Vergiftungen und Verstrahlungen geschützt. Sie werden nicht so leicht geschwächt, weder frühzeitig alt noch krank. Pilze haben keine Chance, sich zu vermehren und Ihren Körper zu belasten.

Die vier wichtigsten Antioxidantien sind Vitamin C, das Beta-Carotin, die Vorstufe des Vitamin A, Vitamin E und Selen. Neuere Erkenntnisse besagen, daß die Vitamine B_1, B_2, Niacin, L-Glutathion und L-Cystein auch dazugehören.

Alle negativen Entgleisungen werden im Körper von sehr bindungsfreudigen freien Radikalen verursacht. Sie sind Hauptverursacher von krankhaften Veränderungen und Alterungsvorgängen. Auch durch zuviel Sonnenstrahlung (UV-Licht) und ionisierende Strahlen (radioaktive Strahlen) entstehen im Körper freie Radikale, die ohne Antioxidantien, die die oxidativen Prozesse stoppen beziehungsweise verhindern, zu einer Massenzerstörung von Zellen und Gewebe führen. Als Gegenregulation benötigt der Körper deshalb genügend Vitamine, Spurenelemente und Aminosäuren.

Welche Faktoren verringern Antioxidantien?

1. Chemische Gifte und Elektrosmogverstrahlung nehmen täglich zu, so daß heute enorme Mengen an Antioxidantien gebraucht werden.
2. Durch unzureichende Düngung (Humusmangel) und »sauren« Regen sind die Böden und Nahrungspflanzen inzwischen an wichtigen Vitalstoffen (Antioxidantien) stark verarmt und durch Pestizideinsatz außerdem noch mit Giften belastet.
3. Durch industrielle Bearbeitung, Konserven, Tiefkühlkost, Konservierungsmittel, Fertigmischungen, Gentechnik, unnatürliche Mikrowellengarung, radioaktive Bestrahlung, Entfernung der Randschicht bei Getreide haben die Nahrungsmittel enorm an Lebenskraft und Wertstoffen verloren. Bisher wird nur einseitig auf einen guten Geschmack, Zeitersparnis und die Quantität der erzeugten Nahrung geachtet und nicht auf die innere Qualität und den Vitalstoffgehalt. Nur was die natürliche Licht- und Lebenskraft in sich trägt, kann dies an die Zellen weitergeben.

Einfluß der Pestizide

Inzwischen liegt in Deutschland der Verbrauch bei 4,4 kg Pestiziden pro Hektar, während Portugal mit 1,9 kg, Dänemark und Irland mit 2,2 kg noch zurückhaltend sind. Die Spitze halten die Niederlande mit 17,5 kg Pestiziden per Hektar.

Die konventionell erzeugte Nahrung erscheint zwar vordergründig im Moment preiswerter, führt aber durch ihren inneren Mangel an Vitalstoffen und hohe Pestizidbelastung langfristig in Siechtum und Krankheiten. Das, was scheinbar eingespart wird, bezahlt der Mensch später doppelt und dreifach mit erhöhter Krankheitsanfälligkeit, Medikamenten und Siechtum.

> Pestizide ist ein Sammelbegriff für chemische Pflanzenbehandlungs- und Schädlingsbekämpfungsmittel, die auch beschönigend als Pflanzenschutzmittel bezeichnet werden.

In Deutschland sind derzeit 956 Präparate auf der Grundlage von 216 Wirkstoffen zugelassen. Die Gruppe der Pestizide gliedert sich in Fungizide (gegen Pilze), Insektizide (gegen Insekten) und Herbizide (gegen Unkräuter). Die kumulativen Wirkungen dieser Mittel sind für Mensch und Umwelt verheerend. Im kontrolliert biologischen Anbau ist jedoch der Einsatz von Pestiziden nicht gestattet.

Gesundes Wasser

Auch dem Wasser sollten Sie mehr Beachtung schenken, denn ein Kleinkind besteht zu 80 Prozent aus Wasser, der ältere Mensch zu 60 Prozent. Würde dieser große Wasseranteil im Körper von gesunder Lebensschwingung durchströmt sein, so könnten sich Keime aller Art bis hin zu Pilzen nicht entwickeln. Gesundes intaktes Leben bedeutet angefüllt sein mit Lebensenergie, mit Lichtschwingungen.
»Dem geschädigten Wasser die Urkraft wiederzugeben, darin liegt die Aufgabe der Wasserbelebung.« Das war das große Ziel des Tirolers Johann Grander.
Es gibt flexible Geräte zum Durchlaufen von Flüssigkeiten oder größere Geräte, die fest in die Wasserleitung eingebaut werden. Das kleinste Belebungsgerät ist ein mit hochschwingendem Wasser gefüllter Metallstab.
Das Trinkwasser ist heute durch äußere Umstände wie Rohrdruck, geradlinige Führung, Chemikalien- und Schwermetall-

eintrag sehr geschädigt. Durch diese Behandlung ist das Wasser gewissermaßen energetisch entladen. Ein solches Wasser kann Ihnen die so sehr benötigte Lebenskraft nicht mehr vermitteln. Auch kann es sich gegen Verunreinigungen und Verstrahlungen und damit gegen negative Schwingungen nicht mehr wehren. Und wo etwas »tot« ist, da entstehen die Pilze, die dieses Milieu zu bereinigen haben.

Belebtes Wasser schmeckt einfach besser und frischer, so daß es eine gute Alternative zu Kräutertee ist.

Unter »Wasserbelebung« können Sie die Übertragung von Schwingungen auf das geschädigte Wasser verstehen. Durch diese Informationsübertragung erhält das Wasser selbst und über das Wasser auch jedes Lebewesen die Möglichkeit, seine eigene Selbstreinigungs- und Widerstandskraft wiederaufzubauen und das innere Gleichgewicht, die innere Ordnung wiederherzustellen.

> Ein Experiment beweist, wie welk gewordener Salat zum Beispiel seine Lebenskraft wieder zurückgewinnt. Welker Salat wurde in das üblicherweise tote und zum Vergleich in belebtes Leitungswasser gelegt. Nach 1 Stunden wölbte sich der Salat im belebten Wasser glänzend und knackig frisch auf, während sich der andere kaum verbesserte. Die Salatblätter behielten diese starke Belebung noch viele Tage im Kühlschrank.

Es ist bekannt, daß durch die Wasserbelebung auch Schadstoffe abgebaut werden und Fäulnis verhindert wird. So sollten Sie sich angewöhnen, alles gekaufte Gemüse, Salate und Kräuter einige Zeit zur Energieanreicherung in belebtes Wasser zu legen. Belebtes Wasser entzieht keine Vitamine und laugt die Gemüse nicht aus im Gegensatz zu energielosem unbelebtem Leitungswasser.

Ein großes Glas Wasser vor dem Essen

Wasser und Tee sollten Sie nach Möglichkeit nur in kleinster Menge zum Essen direkt trinken, damit die Verdauungssäfte nicht verwässert werden. Viel besser ist es dagegen, ein großes Glas Wasser etwa 15–20 Minuten vor dem Essen zu sich zu nehmen, da es zur Bereitung der Verdauungssäfte benötigt wird. Denn der Körper verfügt meist nicht über genügend freies Wasser, so daß bei Wassermangel die Verdauungssäfte nicht schlagkräftig genug hergestellt werden können. Der Magenschleim, der die Magenschleimhaut vor Verätzung durch die Salzsäure schützt, wird zum Beispiel zu 98 Prozent aus Wasser gebildet. Wer zu verstärkter Säurebildung und Magengeschwüren neigt, sollte sich angewöhnen, einige Zeit vor dem Essen ein großes Glas Wasser zu trinken.

Der Einfluß von Alkohol

Verzichten Sie weitgehend auf Alkohol. Belebtes Wasser ist die bessere Alternative. Menschen, die nach Alkoholgenuß mit Sodbrennen, Kopfschmerzen und Unwohlsein reagieren, sind meist stark übersäuert. Der typische »Kater« ist in der Regel ein Zeichen für den Säureüberschuß. Diese Menschen haben bereits eine stark verringerte Alkalireserve, so daß der Säureanstieg nicht mehr abgefangen werden kann.

Mit einem Löffel Natron können Sie die Beschwerden lindern. Da Alkohol zu Säure abgebaut wird, bewirkt dieser Basenschub eine Abpufferung der Säure. Deshalb fühlen Sie sich kurz nach der Natroneinnahme wieder wohler.

Neben dem Säureanstieg regt der Alkohol die Vermehrung der Candida-Pilze an. Deshalb sollten Sie alle selbstverschuldeten Belastungen im eigenen Interesse meiden. Weintrinker, die auf ihren Wein nicht verzichten möchten, können auf das gut schmeckende weinähnliche Kombucha-Getränk umsteigen, das nur 0,5 Prozent Alkohol enthält.

Bewegung und Atmung

Die körperliche Bewegung und verstärkte Atmung gehören unbedingt als ein Hauptfaktor in Ihre Stärkungskur gegen Pilzbefall.

Es ist auffallend, daß Menschen, die sich regelmäßig ausgiebig bewegen, meist einen sehr stabilen Säure-Basen-Haushalt haben. Durch körperliche Bewegung findet eine kräftige Entsäuerung statt. Eine Stunde Dauerlauf (Jogging), am besten im Wald an der frischen Luft, können Sie in der Wirkung mit einer Natrongabe gleichsetzen. Auffallend ist, daß nach Bewegung die Harnfarbe deutlich kräftiger wird. Durch vermehrten Blutumlauf und verstärkte Sauerstoffaufnahme werden viel mehr Belastungsstoffe ausgeschieden.

Dabei sollten Sie jedoch nicht übertreiben. Es ist wichtig, daß Sie beim Laufen sehr leicht auftreten und möglichst federnd laufen. Die angewinkelten Arme sollten locker schwingen. Heben und lockern Sie dabei immer wieder die Schulter. Alles sollte leicht, spielerisch und angenehm sein.

Atmen Sie dabei nur durch die Nase bei geschlossenem Mund ein und aus. Die Reibung in der Nase ist besonders wichtig. Sie führt zu verstärkter Sauerstoffaufnahme. Durch die Nasenatmung wird die Luft angewärmt, angefeuchtet und von Fremdstoffen befreit, so daß die Lungenbläschen den aufgenommenen Sauerstoff optimal nutzen können. Sobald der Körper Sie zwingen will, durch den Mund zu atmen, gehen Sie wieder einige Schritte, bis sich Ihr Atem beruhigt hat.

WICHTIG

Ein vernünftiges Maß an Bewegung dient Ihrer Gesundheit, übertriebene langandauernde Anstrengungen erzeugen dagegen zu viele freie Radikale sowie Milchsäure, und beide schaden Ihrer Gesundheit.

Wer zum ersten Mal einen Waldlauf macht, sollte sich nicht gleich zuviel abfordern. Am besten Sie teilen sich den Lauf etwas ein: ein Stück laufen, ein Stück ruhig gehen, ein Stück laufen, so wie es Ihnen Freude macht und Sie sich wohlfühlen. Mit der Zeit nimmt Ihre Kondition zu.
Planen Sie Ihren Waldlauf frühmorgens gleich nach dem Aufstehen ein, wenn alles noch still ist. Die Luft ist dann am reinsten. Es ist eine wahre Blutwäsche und bringt viel Belebung, Kraft und Wohlgefühl für den ganzen Tag, der so begonnen hat.

TIP

Wer nicht mehr laufen kann, erreicht eine ähnliche Stoffwechselanregung durch das ansteigende Fußbad. In Kurheimen werden gern die Schiele-Fußbäder verabreicht, die die Wirkung eines Herzkreislauftrainings haben. Dabei wird das Wasser nach und nach auf eine heißere Temperatur gebracht, was ebenfalls zu einem enormen Blutumlauf bis zum Schweißausbruch führt und Schlacken aus Ihrem Bindegewebe freisetzt.

Die Leber stärken

Ein gesundes Funktionieren Ihrer Leber ist für die Zerlegung und den Abbau belastender Stoffe wichtig. Erst wenn die Entgiftungsarbeit der Leber versagt, beginnen Sie sich unwohl zu fühlen. Bei einer Mykose entstehen Mykotoxine, die die Leber außergewöhnlich stark belasten. Neben ihrer sonstigen Arbeit muß sie mit der Alkoholproduktion und den Stoffwechselgiften der Pilze sowie dem giftigen Pilzmüll (Detritus) fertig werden, der immer wieder schubweise beim altersbedingten Zerfall der Pilze anfällt.
Am besten gehen Sie zu einem naturheilkundlich versierten Therapeuten, denn es gibt einerseits gute Präparate zur Leberstärkung, andererseits kann er mit Hilfe der Augendiagnose den Zustand des Stoffwechsels und der Leber beurteilen.
Ist die Leber überlastet, wird das venöse Blut, bevor es wieder zum Herzen geleitet wird, in der Leber nur langsam gereinigt. So gibt es einen Rückstau des venösen Blutes in den unteren Körperbereichen, was sich in Hämorrhoiden und verstärkten Bein- und Venenproblemen äußern kann. Bei Hämorrhoiden und Venenproblemen sollte vorrangig die Leber gestärkt und durch eine basenbetonte, leichte Kost für ein reineres, dünneres Blut gesorgt werden. Vor allen Dingen muß die Alkalireserve dringend mit Natron aufgefüllt werden.
Im Reformhaus sind gute Leber-Galle-Tees oder Artischockensaft erhältlich, die sich sehr gut bewährt haben. Besonders gut stärken und entgiften Mariendistelpräparate die Leberzellen. Haarlemeröl-Kapseln leisten ebenfalls gute Dienste, besonders da sie durch ihren Anteil an ätherischen Ölen auch Erreger aller Art schwächen.
Ebenso ist eine längere Mayr-Kur eine ausgezeichnete und preiswerte Maßnahme, um nicht nur den Darm, sondern auch ganz speziell die Leberzellen zu entlasten.

Die Nierenleistung verbessern

Ihre Nieren können nur die Stoffe ausscheiden, die Ihre Leber harnfähig gemacht hat. So ist eine gute Nierentätigkeit auch immer von einer guten Leberleistung abhängig. Arbeitet die Leber schlecht und liefert sie Stoffe, die die Nieren nicht passieren können, so verstopfen mit der Zeit die Nierenkapillaren, die den Harn aus dem Blut herausfiltern. Es wird weniger Harn ausgeschieden, bis überhaupt kein Harn mehr abgegeben wird. Immer mehr Menschen kommen an die Dialyse. Dieses kann verhindert werden, wenn sich jemand rechtzeitig um die Nieren kümmert.

Lange bevor ein Mensch an die Dialyse muß, entwickelt sich schleichend eine Minderleistung der Nieren. Mit einer guten biologischen Therapie, die besonders auch auf eine Entsäuerung Wert legt, kann eine Besserung erreicht werden.

Auch das Fehlen der Alkalireserve spielt eine große Rolle, weil die Niere durch die ständige Rückresorption des Alkalis (Natrium- und Kalium-Ionen) unnötig belastet wird und weil es durch Übersäuerung und zuviel Phosphate in der Nahrung zu verhärtenden Calciumablagerungen unter anderem auch in den Nierenkanälchen kommt. Geben Sie Ihrem Körper reichlich Antioxidantien, durchschwemmen Sie Ihre Nieren mit genügend Wasser und Alkali (Natron), lösen sich die Verhärtungen meist wieder auf.

In der Naturheilkunde gibt es gute Präparate, die die Nieren stärken. Zusammen mit einer ausreichenden Trinkmenge halten Sie Ihre Nierentätigkeit in Schwung. Mit Mineralwasser, Kaffee, schwarzem Tee, Milch, gesättigten Getränken wie Limonade, Fruchtsäfte, Cola-Getränke schwächen Sie Ihre Nieren. Sie zählen nicht zu den Getränken, die Ihren Nieren helfen, ihre harnpflichtigen Stoffe hinauszuschaffen. Am besten ist immer noch das mineralarme Leitungswasser, das

durch die Wasserbelebung nach Johann Grander wesentlich verbessert werden kann. Nach der Belebung schmeckt es frischer und verhilft zu einer besseren Ausscheidung von Schlackenstoffen. Allein durch das Trinken von belebtem Wasser kommt es bereits zu vermehrter Harnausscheidung.
Sehr gute Dienste bei der allgemeinen Körper- und Nierenreinigung leistet das abgekochte Wasser, das möglichst 10 Minuten gekocht wurde und heiß getrunken werden sollte.
Basische Tees, wie der Orgon-Tee, Zinnkraut-Tee, Grüner Hafer-Tee, Löwenzahnkraut und -wurzel, das kleinblättrige Weidenröschen und Goldruten-Tee, verbessern die Nierentätigkeit. Nieren-Blasen-Tees sind dagegen eher ungünstig.

Nierenreinigung nach Frau Dr. Clark

> Sehr gut geeignet ist der Nierenreinigungstee von Frau Dr. Clark, der aus den Wurzeln der folgenden Pflanzen gemischt ist: amerikanische baumartige Hortensie (Hydrangea arborescens), roter Wasserhanf (Eupatorium purpureum), ebenfalls in den Vereinigten Staaten beheimatet, und Eibischwurzel (Althaea officinalis).

Für den Tee 1–2 Teelöffel Teemischung in 3/4 Liter Wasser bei schwacher Hitze zum Kochen bringen, dann etwa 10 Minuten kochen lassen. Davon dreimal täglich je eine Tasse Tee trinken. Der Tee, kombiniert mit der Einschränkung phosphathaltiger Nahrung, bewirkt, daß die zu Verhärtungen führenden Calciumphosphatkristalle und -steine sowie Harnsäureablagerungen aufgelöst und zur Ausscheidung gebracht werden.
Wer bereits einen sehr blassen Harn hat, sollte den Tee am Anfang mit 1/2 bis 1 Teelöffel zubereiten. Je vorsichtiger Sie vorgehen, um so sicherer kommen Sie ans Ziel. Durch ein

Zuviel kommt es häufig zu Blockaden, die Sie erst recht zurückwerfen. Was sich in Jahrzehnten oder bereits seit Geburt in Ihnen festgesetzt hat, ist nicht so schnell zu verändern. Mit Einfühlungsvermögen und Geduld erreichen Sie sehr viel mehr.

WICHTIG

Bevor Sie mit der Reinigung Ihres Körpers starten oder massiv den Pilzen zu Leibe rücken, muß die Nierenleistung in Ordnung sein. Sonst werden Pilzmüll und Schlackenstoffe nicht zügig ausgeschieden, sie belasten den Körper unnötig, und alles bleibt letztlich beim alten. Sprechen Sie mit Ihrem Therapeuten.

Übersäuerung und Osteoporose

Durch schlechte Ernährungsgewohnheiten – viel Fleisch, Fisch, Getreide – wie auch durch eine einseitige mineralische Düngung der Nahrungspflanzen mit Stickstoff, Kali und Phosphor wird der Körper mit zuviel Phosphor (Phosphate) versorgt. Phosphate sind extrem sauer. Sie werden, um harnfähig neutralisiert zu werden, an die basischen Elemente des Alkalidepots gebunden. Da die Alkalireserve im Körper gerade bei Pilzbefall stark verringert ist, werden Phosphate an Calcium und Magnesium gebunden. Da Magnesium nicht gespeichert werden kann und meist sowieso zu wenig vorhanden ist, muß der Körper in seiner Not auf das Calcium im Blut und, wenn das nicht ausreicht, auf das der Knochen zurückgreifen. So entsteht – meist völlig unbemerkt – eine Osteoporose.
Schränken Sie deshalb phosphatreiche Nahrungsmittel ein. Durch Abpufferung der Phosphate entstehen schwerlösliche

Calciumphosphatverbindungen, die als Grieß oder Steine die Nieren verstopfen und einer allgemeinen Neigung zu Verhärtungen (Verkalkung von Arterien, Knotenbildung an Gelenken) den Boden bereiten.

Ein Überblick über phosphatreiche Nahrungsmittel
Hat ein Nahrungsmittel mehr Phosphat als Calcium, so gilt es als Calciumräuber. Zu solchen Nahrungsmitteln gehören:
- Fleisch
- Fisch
- alle Getreideprodukte
- phosphathaltige Getränke, beispielsweise Cola und Limonadengetränke
- Nüsse, bis auf Sesamsaat und Mohn
- Hülsenfrüchte (wobei Sie nach Großmutters Art die Phosphorsäure beim Kochen mit Natron unschädlich machen können)

Phosphatreiche Nahrungsmittel:

	Phosphor	Calcium
Rinderfilet	165 mg	5 mg
Hering	250 mg	35 mg
Weizen	345 mg	45 mg
Vollbier	20 mg	9 mg
Bohnen	430 mg	105 mg
Apfel	12 mg	7 mg
Bananen	30 mg	9 mg
Rosinen	110 mg	30 mg

Milchprodukte als Calciumräuber:

	Phosphor	Calcium
Hüttenkäse	150 mg	95 mg
Speisequark, 20 % Fett	165 mg	85 mg

Frischkäse, 50 % Fett   170 mg   100 mg
Doppelrahmfrischkäse   135 mg   80 mg

Die anderen nicht genannten Milchprodukte haben einen leichten Calciumüberschuß, Hartkäse hat einen starken Überschuß an Calcium.

Wie schützen Sie sich vor Osteoporose?

Eine langandauernde Candida-Belastung kann zur Osteoporose führen. Um das Blut auf seinem leicht basischen pH-Wert von 7,4 pH zu halten, wird zur Abpufferung der überschüssigen Säuren, wenn keine anderen basischen Stoffe mehr zur Verfügung stehen, Calcium aus den Zähnen und Knochen herausgelöst. Hiergegen können und sollten Sie entschieden rechtzeitig etwas tun.
Haben Sie geschwächte Knochen, sollten Sie folgendes wissen: Calcium aus Pflanzen und Mineraltabletten wird im Verdauungstrakt nur schlecht aufgenommen. Es wurde eine Resorptionsrate von 5–10 Prozent ermittelt. Das Calcium der Milch wird dagegen sehr viel besser aufgenommen mit 25–40 Prozent, da die Kühe als Wiederkäuer besondere Bakterien (Milchsäurebakterien) haben, die Calcium in eine leicht resorbierbare Form umwandeln. Ein Liter Milch enthält etwa 1200 mg Calcium. Außerdem liefert Milch Eiweiß (zum Aufbau der Knochenbälkchen) und Fett, das notwendig ist, um die Galle zum Fließen zu bringen.
Ein guter Calciumlieferant ist das basische Bio-Süßmolkenpulver (Reformhaus). Molkepulver (Süßmolkenpulver hat weniger Milchsäure) liefert das nötige Eiweiß (12 Prozent), hat einen hohen Anteil an basischen Mineralstoffen (1930 mg Kalium, 840 mg Calcium, 130 mg Magnesium, Phosphor 685

mg, Chlorid 1500 mg auf 100 g) sowie reichlich Milchzucker zur Stärkung der Milchsäurebakterien. Des weiteren enthält es viele Vitamine, sogar etwas Vitamin D. Die Mineralien sind organischer Natur und werden durch die Milchsäure sehr gut aufgenommen.

Für einen gesunden Knochenstoffwechsel muß Vitamin D vorhanden sein, das die Milch gleich mitbringt. Vitamin D fördert die Resorption von Calcium aus dem Darm. Ebenso ist es am Transport und am Einbau der Calciumsalze in die Knochenmatrix beteiligt. Fehlt Vitamin D, lagern sich die Mono-, Di- beziehungsweise Triphosphatkristalle an falschen Orten ein. In der Nahrung ist Vitamin D in Lebertran, Säugetierleber, Butter, Milch, Hering, Sardinen, Eidotter und Hefe enthalten. Kuhmilch enthält 30 ng, Schafmilch 160 ng und Ziegenmilch 250 ng Vitamin D 3.

Besonders das UV-B-Spektrum des Sonnenlichtes (dieses heilsame Spektrum beginnt erst südlich der Alpen) regt die Vitamin-D-Produktion aus einer in unserer Haut lagernden Cholesterinvorstufe an. Da sie heute meist zu wenig Sonnenlicht bekommt, können Sie sich mit true lite-Leuchtstoffröhren helfen, die besonders das UV-B-Spektrum liefern.

Wie amerikanische Forscher festgestellt haben, wird die Calciumaufnahme auch durch Elektrosmog sehr empfindlich gestört.

Kuhmilch – ja oder nein?

Über die Kuhmilch gibt es viele unterschiedliche Meinungen. Milch ist im Grunde ein sehr wertvolles, kostbares Nahrungsmittel, das – je nach Haltung der Kühe – besser oder weniger gut sein kann. Nicht umsonst bauen kleine Kinder ihren gesamten Körper in den ersten Lebensmonaten nur mit Milch auf. Milch ist leicht basisch und calciumreich (120 mg Calcium auf 90 mg Phosphor). Beachtlich ist der Vitamingehalt:

Vitamin A, Beta-Carotin, Vitamin D, E, K, B_1, B_2, Nikotinamid, Pantothensäure, Biotin, Folsäure, Vitamin B12 und sogar etwas Vitamin C. Sie bringt uns verhältnismäßig viel Zink, Eisen und Kupfer sowie Fluor und Jod.

Und doch gibt es heute immer mehr Menschen, die gegen Kuhmilch allergisch reagieren, was nicht immer erkannt wird. Manche von ihnen sind richtig süchtig auf Milch und meinen, ohne Milch nicht leben zu können.

Generell sollte Milch nicht getrunken, sondern gegessen werden. So ist es besser, die Milch schlückchenweise und gut eingespeichelt – wie bei der Mayr-Kur – zum Brot zu kauen oder für Waffeln und Suppen zu verwenden.

Verwenden Sie Milch von Kühen, die nicht mit Silofutter und Antibiotika gefüttert wurden. Silofutter ist eine artfremde Säurenahrung für die Kühe, die zu verstärktem Pilzbefall im Blut der Kühe führt. Die Kühe wollen sich der Säure in ihrem Blut schnell entledigen und geben sie auch an die Milch ab. Vermutlich wird Silofuttermilch deshalb so schlecht vertragen. Milch sollten Sie nur noch abgekocht trinken. Lassen Sie die Milch entweder kurz aufwallen, oder bereiten Sie Ihre Speisen damit zu.

Ein gut funktionierendes Abwehrsystem

Das Abwehrsystem hat die Aufgabe, Sie vor Krankheiten zu schützen und störende Stoffe (Säuren, Stoffwechselabfallprodukte, Bakterien-, Viren- und Pilzgifte, chemische Gifte) aus dem Körper zu befördern. Um seine verschiedenen Abwehrzellen und Abwehrkörper bilden zu können, benötigt das Immunsystem ausreichend Vitamine, Mineralstoffe, Spurenelemente, Aminosäuren, die Sie täglich mit dem Essen aufnehmen müssen. Fehlen diese vielseitigen Vitalstoffe, kommt es

zur Schwächung der Abwehrleistung, die sich unter anderem in Allergien äußern kann.
Das Abwehrsystem benötigt aber nicht nur materielle Stoffe, sondern ebenso die richtigen elektromagnetischen Schwingungen einer gesunden, natürlichen Umgebung.
Ist das Abwehrsystem intakt, so sind Sie gesund. Das großartige Netzwerk der Abwehr vernichtet alle Störenfriede und stellt das Gleichgewicht der inneren Ordnung wieder her. Das Immunsystem bedient sich sehr verschiedener Maßnahmen.

Heilsames Fieber

Eine außergewöhnlich starke Abwehrreaktion ist das Fieber. Im Fieberschub erfolgt ein »Großreinemachen« aller Gewebe durch die Verbrennung und den Abbau von Schlacken, Säuren und Giften. Ebenso werden krank machende Keime zerstört. Fieber ist keine Krankheit, sondern eine »Gesundheit« und ein Zeichen eines gut arbeitenden, noch intakten Immunsystems. Es stellt immer einen Versuch dar, den Körper von einer ernsten Bedrohung zu befreien.
Die Arbeit des Immunsystems ist einem großen Laboratorium vergleichbar. Die vielen Abwehrzellen sind im Falle einer akuten Erkrankung mit großer Kraft dabei, Belastungsstoffe abzubauen und Erreger zu vernichten. Diese wichtige Arbeit sollte mit Naturheilmitteln und Bettruhe gekonnt unterstützt werden.
Alles steht in einer Ordnung, die nicht ungestraft zerstört werden darf. Es hat eine Ursache, wenn sich der Körper mit Entzündungen und Fieber meldet. Diese Ursachen gilt es zu erkennen und alles abzustellen, was das Milieu so negativ verändert, in dem sich krank machende Erreger überhaupt entwickeln können.

Antibiotika zerstören die Darmflora

Antibiotika zerstören alle Bakterien im Körper, so auch die wichtigen Darmbakterien. Auf den freien Darmflächen breiten sich dann Pilze aus, insbesondere Candida albicans, und andere negative Keime, die mit ihren giftigen und sauren Stoffwechselprodukten den Organismus schwer belasten.
Bakterien sind die Gegenspieler der Pilze. So rächt es sich bitter, wenn die Wächter der Gesundheit abgetötet werden. Denn gerade sie sind es, die eine Fremdbesiedlung mit negativen Keimen und Pilzen verhindern.
Laut Bruno Haefeli sind Antibiotika, Korticosteroide, Sulfonamide Pilzwuchs- und Pilzreizstoffe, die zwar kurzfristig eine Entzündung hemmen, dabei aber die beteiligten Pilze direkt zur Vermehrung »anheizen«. Ein erneuter Entzündungsschub ist dann meist die Folgereaktion.
Nach neuesten Erkenntnissen ist eine spezielle Darmreinigung nach Antibiotikagaben hilfreich. Es wurde herausgefunden, daß Fenchel- und Curcumapulverkapseln (Curcuma ist ein leberstärkendes Gewürz und wird in Curry verwendet) Shigellen und entartete Colistämme im Darm abtöten.

Alternative Maßnahmen zur Keimabtötung
Zum Abtöten von Bakterien leistet auch das ungiftige kolloidale Silber beste Dienste, das bisher zur Keimeliminierung von Trinkwasser eingesetzt wird.
Das kolloidale Silber (>40 p.p.m.) ist stark keimtötend, dabei völlig unschädlich für den Menschen, das heißt absolut nicht giftig. In einer stark verdünnten Lösung von 5 Teilen kolloidalem Silber auf eine Million! werden Pilze, Viren, Bakterien, Streptokokken, Staphylokokken und andere pathogene Organismen in drei bis vier Minuten abgetötet. Es kann örtlich auf Schnittwunden, Warzen, offene Geschwüre, Haut-

krebs, Ekzeme aufgebracht werden (Bezugsadresse siehe Seite 126).
Auch das nachstehend beschriebene ozonierte Olivenöl Rizol wirkt sehr gut gegen Erreger aller Art, zum Beispiel auch gegen Würmer, Egel und deren Eier und Larven.

> All diese Maßnahmen sollten nur in wirklichen Notfällen und Ausnahmezuständen eingesetzt werden, da auch sie einen massiven Eingriff in den Körper darstellen.

Rizol
Während durch Antibiotikagaben schwer abzubauende Fremdstoffe im Gewebe entstehen, werden die Ozonide und Peracetale aus Rizol vollständig abgebaut, so daß keinerlei Fremdstoffe im Körper zurückbleiben.
Durch die Erkenntnis, daß Antibiotika die Pilzentwicklung direkt fördern, durch Unverträglichkeiten von Antibiotika und immer häufigeres Resistentwerden der Bakterien sind wir heute auf gut wirkende, nebenwirkungsfreie natürliche Keimhemmer mehr denn je angewiesen.
Es gibt drei Ausführungen des Rizols: Rizol Alt, Rizol Neu und Para-Rizol (Bezugsadresse siehe Seite 126). Sie haben unter anderem eine ausgesprochen gute Wirkung gegen Candida albicans. Auch ist Rizol in der Lage, hochtoxische Eiweißfäulnisstoffe (Sulfide), wie sie zum Beispiel aus den Wurzeln toter Zähne (Thioäther), aus wachsenden Tumoren und schweren Entzündungen freigesetzt werden, zu entgiften. Sulfide wie Thioäther zählen durch Hemmung der Zellatmung zu den stark krebsauslösenden Stoffen.
Die Ozonverbindung im Rizol übertrifft bei vielen Erregern die

Desinfektionskraft von Antibiotika. Sehr positiv wird Rizol bei Operationswunden, Wundbrand, Raucherbein beurteilt.

Wie die moderne Forschung herausgefunden hat, stellt das Vorhandensein von genügend Sauerstoff im Körper die Grundlage der Gesundheit dar, denn alle Zellstoffwechselvorgänge laufen unter Beteiligung von Sauerstoff ab. Man nennt dieses das oxidative System.

Die Wirkung der Rizole beruht auf ihrer Speicherfähigkeit für Sauerstoff, der sehr langsam im Körper freigesetzt wird und dort das Immunsystem im Kampf gegen Erreger aller Art kräftig unterstützt.

Berühren die Abwehrzellen (Leukozyten) Bakterien, Pilze oder Toxine, so werden sie zur Erzeugung von sehr schlagkräftigen freien Sauerstoffradikalen angeregt. Die Abwehrzellen nehmen die als fremd erkannten Zellen in sich auf, töten sie mit den freien Radikalen ab und verdauen sie. Fehlt den Abwehrzellen jedoch der notwendige Sauerstoff, weil Sie sich zu wenig an der frischen Luft bewegen, weil sich durch ein geschwächtes Milieu Pilze oder andere Erreger übermäßig vermehren konnten, so können die für die Vernichtung fremder Zellen erforderlichen freien Radikale nicht hergestellt werden. Fremde Zellen nehmen überhand, es liegt eine Infektion vor. Rizol liefert dem Körper den fehlenden aktiven Sauerstoff, der langsam erst über Stunden freigesetzt wird.

Beim oxidativen System gibt es zwei Seiten: eine oxidative (Radikale erzeugende) und eine antioxidative (Radikale unschädlich machende) Seite. Beide Seiten müssen im Gleichgewicht sein, wenn Sie gesund sein wollen.

Die oxidative Seite dieses Systems hat generell die Aufgabe, körperfremde Zellen (Bakterien, Pilze, Tumorzellen) zu vernichten. Werden jedoch im Übermaß freie Radikale erzeugt, so greifen diese körpereigene Zellen und Gewebe an und zerstören sie in großer Schnelligkeit. Da hat nun das antioxidative

System seine Aufgabe, die überschießenden freien Radikale sofort »zu entwaffnen«.

Zum antioxidativen System zählen vom Körper hergestellte Enzyme und von außen zugeführte Antioxidantien (das sind Entgiftungsstoffe wie Vitamine, Spurenelemente, Aminosäuren. Ist das antioxidative System nicht schlagkräftig, weil die benötigten Vitalstoffe (Antioxidantien) aus einer lebendigen Nahrung fehlen, so entsteht der sogenannte oxidative Streß durch erhöhte Erzeugung freier Radikaler mit der Folge der Zerstörung körpereigener Zellen und Gewebe.

Was geschieht, wenn sich Erreger nun übermäßig vermehren oder wenn sie sich verändern (persistieren) und nicht mehr von Antibiotika abgetötet werden können? In diesem Fall reichen die Möglichkeiten des oxidativen Systems und der Abwehrzellen nicht mehr aus, und der Betroffene wird von Bakterien oder Pilzen überwuchert.

Hier greift Rizol ein, das durch Lieferung von Sauerstoff die oxidative Seite unterstützt, so daß von den Abwehrzellen vermehrt Sauerstoffradikale gebildet werden können, um Erreger verschiedenster Art abzutöten.

Überall wo Sauerstoffmangel herrscht, können sich Erreger übermäßig ausbreiten. Das gilt für den Darm, wie auch für alle anderen Zellen und Gebiete im Körper.

Zu beachten ist, daß das Rizol auch unsere gesunden Kolibakterien (Escherichia Coli) verringert, die am besten nach einer Rizolkur mit entsprechenden Präparaten wieder implantiert werden sollten.

Die wichtigen Aufgaben der Darmflora

Eine gesunde Darmflora bietet Ihnen einen ganz außerordentlichen Schutz. Die verschiedenen Bakterienstämme liefern die Vitamine der B-Gruppe, das so wichtige Vitamin K und eine Menge anderer Botenstoffe, ebenso Immunglobuline, Hormone und Enzyme. Eine gesunde Darmflora drängt durch die von ihr erzeugten Stoffwechselprodukte Gärungs- und Fäulnisbakterien wie auch Pilze zurück und sorgt durch eben diese Stoffe für die Peristaltik des Darmes und damit für einen regelmäßigen Stuhlgang. Auch sorgt sie für eine stabile, gesunde Schleimhaut, die nicht unkontrolliert Stoffe ins Blut übertreten läßt, so daß Allergien verhindert werden.
Die Wichtigkeit der Darmbakterien können Sie an ihrer unvorstellbar großen Zahl erkennen, denn ein Drittel des getrockneten menschlichen Stuhls besteht aus abgestorbenen Bakterienleibern. Sind diese Bakterien durch eine falsche Ernährung und Antibiotikagaben negativ verändert und zu Giftproduzenten geworden, so belasten sie Ihren Körper entsprechend negativ.

Die Darmflora – das Spiegelbild der Ernährung

Denken Sie doch einmal ernsthaft über die Frage nach:
Was bestimmt das Milieu in meinem Darm, das Milieu in meinem Blut, in meinem Körper? Welche Faktoren beeinflussen diese wichtigen Milieus, die über mein Gesundsein oder Kranksein entscheiden?
Sie selbst sollten ein Gespür dafür entwickeln, was Ihnen guttut, denn Sie selbst haben den Schlüssel für Ihr Wohlbefinden oder Unwohlsein in der Hand.
Eines der wichtigsten Elemente bildet neben einer ausgegli-

chenen Seelenhaltung das Essen. Je höher der Wert der Nahrung, desto besser wird Ihr inneres Milieu sein.
Die Ernährung spielt bei Menschen mit Candida für deren Wohlbefinden eine Schlüsselrolle. Jeder Ernährungsfehler, der zu vermehrten Gärungsprozessen und einem Säureanstieg führt, verschlechtert sofort den Zustand.

Ein gesunder Darm – der Schlüssel zur Gesundheit
Wie wichtig ein gesunder Darm ist, spiegelt das folgende Aufgabenspektrum des Darms wider.

- Das Immunsystem des Darmes ist das größte im Körper, denn etwa 80 Prozent der Abwehr ist im Darmbereich angesiedelt.
- Die Qualität der Nahrung entscheidet über die Qualität Ihrer Darmbakterien.
- Im Darm werden die Säfte produziert, die die Zellen ernähren oder belasten.
- Eine optimale Darmflora hängt von einer ballast- und vitalstoffreichen, natürlich belassenen, einfachen, möglichst zuckerfreien und besonders auch maßvollen Ernährung ab.
- Es wird zuviel gegessen. Nur das, was von den Verdauungssäften und -enzymen zügig aufgeschlossen werden kann, ernährt uns. Das Zuviel ernährt Dysbakterien und Pilze.
- Verstopfung verstärkt enorm die Bildung aggressiver Gifte im Darm, der sogenannten freien Radikale. Verstopfung ist ein Anzeichen für eine geschädigte Darmflora, denn die »freundlichen« Darmbakterien sorgen mit ihren Stoffwechselprodukten für die Peristaltik des Darmes.
- Im Mund findet bereits 50 Prozent der Kohlenhydratverdauung statt. Außerdem trägt gründliches Einspeicheln der Nahrung sehr zu ihrer Alkalisierung bei. Durch gründliches

Kauen und Einspeicheln wird die Nahrung vollständiger aufgeschlossen und besser ausgenutzt, während die Pilze zu kurz kommen. Das Sättigungsgefühl tritt früher ein.
- Genießen Sie Ihr Essen in Ruhe und in Dankbarkeit.
- Nur im entspannten Zustand fließen die Verdauungssäfte optimal. Essen Sie in Hektik, wird die Bereitung der Verdauungssäfte eingestellt. Die Nahrung bleibt im Magen liegen und gärt.

Die Darmflora regenerieren

Die so wichtigen Kolibakterien entwickeln sich am besten in einem stark negativen Redoxmilieu, wie dieses der stark entgiftende Schwefel mit sich bringt. Vermutlich haben deshalb Bittersalz (Magnesiumsulfat) und Glaubersalz (Natriumsulfat) bei einer Mayr-Kur so gute entgiftende und regenerierende Wirkungen auf den Darm. Je mehr negative Keime und Gifte im Darm, um so dünnflüssiger wird durch die Salzeinnahme der Stuhl. Nicht die Salzlösung reizt, sondern die eigenen absterbenden negativen Darmkeime und Gifte verursachen dünneren Stuhl und eine stärkere Peristaltik, weil sich der Darm der reizenden Masse schnell entledigen will. Ist der Darm gereinigt, bleibt der Stuhl trotz Salzeinnahme fest.

Heilerde – ideal zur Sanierung der Darmflora

Heilerde ist ein preiswerter Wächter Ihrer Darmgesundheit. Sie kann täglich genommen werden. Abends 1 Teelöffel Heilerde (Grüne Tonerde »argiletz«, Grüne Tonerde Montmorillonite, Luvos Heilerde, Schindeles Mineralien; Bezugsadresse siehe Seite 126) in 1/4 Liter belebtem Wasser ansetzen, morgens nüchtern trinken. Es erfolgt eine enorme Milieuverbesserung im Darm, so daß Pilze und Gärungsbakterien ihren Lebensraum verlieren.

Ideal zur Darmreinigung: Fasten nach F. X. Mayr
Im Darm wird viel Unrat aufbewahrt. Dieser Unrat führt zu einer ständigen Selbstvergiftung und belastet die Leber sowie das Immunsystem. Nicht nur der Darm, alle Verdauungsorgane werden durch eine Mayr-Kur gereinigt und können sich durch Schonung erholen und verbessern.
Dabei heilen gereizte und entzündete Darmgebiete, die häufig nicht bemerkt werden, weil der Dünndarm keine Schmerzrezeptoren hat.

WICHTIG
Magen und Darm haben keine Zähne! Gründliches Kauen und Einspeicheln schützt vor Candida-Entwicklung. Grob Zerkleinertes wird nur oberflächlich angedaut. Der Rest mästet Gärungs- und Fäulniserreger sowie Candida-Pilze.

Strenges Fasten ist bei einer starken Belastung mit Candida-Pilzen problematisch. Die vielen freiwerdenden Gifte können nicht mehr so zügig abgebaut werden und überlasten die häufig schon eingeschränkten Ausscheidungsorgane.
Die Mayr-Kur dagegen ist eine Halbfastenkur, die schonend und sanft abläuft. Jeder kann nach eigenem Befinden die Reinigung strenger oder leichter durchführen. Schwerer Belastete sollten eine Mayr-Kur besser in einer Klinik durchführen. Die Kur sollten Sie möglichst 2–3 Wochen lang durchführen. Bei einer Mayr-Kur dürfen Sie sich satt essen. Je mehr gefastet wird, um so mehr Gifte werden freigesetzt, was zu stärkeren Reinigungsreaktionen führen kann. Bei einer gleichzeitigen

Einnahme von Heilerde können die freiwerdenden Gifte gebunden werden, unangenehme Blähungen werden beseitigt, was besonders Berufstätigen hilft.

So gehen Sie am besten vor
Trinken Sie morgens nüchtern eine 1/2–3/4 Stunde vor dem Frühstück einen großen Becher mit warmem Wasser, in dem Sie vorher 1 gestrichenen oder leicht gehäuften Teelöffel Bitter- oder Glaubersalz (Apotheke) aufgelöst haben. Am ersten Tag am besten zwei Becher mit je 1 Teelöffel Salz hintereinander trinken. Wer zu Durchfall neigt, benötigt meist nur 1 gestrichenen Teelöffel. Bei Obstipation muß häufig mehrmals die Salzlösung getrunken werden. Bittersalz hat den Vorteil, daß es Magnesium enthält und sehr entkrampfend wirkt.

So wirkt die Salzlösung
Bittersalz (Magnesiumsulfat) und Glaubersalz (Natriumsulfat) werden seit Jahrhunderten zur Darmreinigung und Darmverbesserung eingesetzt. Ihre Wirkung beruht auf dem schwefelhaltigen Sulfat, das das Darmmilieu so verändert, daß negative Darmkeime ihren Lebensraum verlieren und absterben. Deshalb gibt es besonders am Anfang sehr viele »Turbulenzen«, wie üble Blähungen und mehrere wäßrige Entleerungen, auch manchmal Darmkrämpfe, da sich der Darm der reizenden Masse schnell entledigen will. Auch lösen sich viele alte Verkrustungen und Kotsteine von den Darmwänden. Der Bauchumfang verringert sich durch die Entleerung gestauter, alter Kotmassen. Je sauberer der Darm wird, um so fester wird trotz Salzeinnahme der Stuhl. In dieser Zeit ist der Stuhl meist hellgelb, was durch die leichte Nahrung normal ist, oder dunkel bis grün-schwarz, wenn viele Gifte und alte Galle abgehen. Durch die freiwerdenden Gifte können Reaktionen auftreten

wie Übelkeit, Müdigkeit, Kopfschmerzen, Herzbeschwerden. Dagegen helfen meist 5–10 Tropfen Korodin, die auf die Zunge oder etwas Brot geträufelt werden.

Besonders durch Bittersalz kann sich auch die Gallenblase von alter, gestauter Galle entleeren. Bittersalz reinigt durch seine entkrampfende Wirkung auch die Lebergänge, so daß viel Übelriechendes den Körper verläßt. Das Übelriechende sind die körpereigenen Gifte, die unerkannt angesammelt werden und langfristig die Lebenskraft immer mehr drosseln, bis eines Tages ernsthafte Krankheiten auftreten.

WICHTIG
Während der Kur kein Obst essen, nur die erlaubten, gekochten Gemüsesorten, nichts Rohes (außer Kräuter), kein grobes schweres Vollkorn, keinen Zucker, nichts Saures, keine Eier, kein Fleisch und Fisch – ausgenommen Forellen.

Geeignete Nahrungsmittel:
Dinkelflockenbrot aus einer Hildegard-Bäckerei, die Dinkel- und Weizenbrot versendet (Bezugsadresse Seite 126). Das Brot ist vollwertig, sehr leicht verdaulich, da die darmreizende Holzfaseroberhaut der Getreidekörner schonend entfernt wurde.

Essen Sie zu jeder Mahlzeit eine Scheibe Brot, das vorher in kleinste Stückchen gebrochen wird. Jeder Bissen wird bis zur vollständigen Verflüssigung im Mund gekaut. Das trainiert die Speicheldrüsen. Dazu kann gute, abgekochte Milch oder leichter Kräutertee teelöffelweise mitgekaut werden. Milch bringt die basische Komponente, ist sehr konzentriert und deshalb ein Nahrungsmittel.

Vollreis, besonders gut geeignet ist Basmatireis, wird ganz gegessen oder vor der Zubereitung grob oder fein vermahlen. Den Reis in Wasser oder in einer Mischung aus halb Milch, halb Wasser kochen. Den Reisbrei mit Zimt ohne Zucker bestreuen. Chinazimt aus dem Asienshop wirkt am stärksten gegen Mikroben.

Als Milchersatz können Sie auch verdünnte Sahne nehmen oder Sojadrink aus dem Reformhaus (1/3 Sojamilch, 2/3 Wasser). Sojamilch ist genau wie die Kuhmilch basisch.

Buchweizen: Die ganzen Körner als Brei oder vermahlen als Suppe zubereiten. Buchweizen schmeckt sehr gut, wenn er mit etwas Kelpamare oder mit Gemüsebrühwürfeln aus dem Reformhaus oder Bioladen gewürzt wird.

Feine Haferflocken: Die Flocken in Wasser kochen, mit Königs-Steinsalz aus dem Bioladen salzen oder mit der flüssigen Würze »Kelpamare« (Reformhaus oder Bioladen) abschmecken. Statt mit Wasser können Sie die Flocken in einer Mischung aus 1/3 Milch und 2/3 Wasser kochen, große Flocken vorher im Mixer feinmahlen. Einige Scheiben Kokoscreme (Asienshop) darauf zerschmelzen lassen.

Hirse: Einen Hirsebrei aus 1/3 Milch, 2/3 Wasser kochen.

Waffeln: Aus Buchweizen- und Hirsemehl oder Vollreis und Einkorn beziehungsweise Dinkel zubereiten, mit etwas Butter bestrichen servieren. Mehl mit Wasser verrühren, eventuell mit Salz, Kümmel würzen. Dazu können Sie Milch in kleinen Schlucken kauen. Sehr gut schmecken auch die Waffeln, wenn sie mit verdünnter Sojamilch zubereitet werden.

Mittags: Sie können Kartoffeln als Kartoffelbrei mit etwas Milch oder Sahne und Königs-Steinsalz (Bioladen) zubereiten. Dazu leichtes Gemüse der Saison dünsten, wie zum Beispiel Möhren, Brokkoli, Zucchini, Spargel, Chinakohl, Fenchel, Kohlrabi, Auberginen, dazu frische Petersilie, Dill, Schnittlauch, alles feingehackt.

Getränke: Damit die Magensäfte optimal bereitgestellt werden

können, sollten Sie etwa 20 Minuten vor jeder Mahlzeit ein großes Glas Wasser trinken.
In dieser Reinigungszeit sollten Sie unbedingt viel trinken, möglichst 2-3 Liter am Tag. Am besten eignen sich leichte Kräutertees zur Entsäuerung, wie beispielsweise der Orgon-Kräutertee oder Tees aus Brennesselblättern, Löwenzahnkraut und -wurzeln, Ringelblüten, Holunderblüten, Weißdornblüten oder -blättern, Lindenblüten.
Auch das Grüne Getränk aus der Natur ist günstig. Pflücken Sie dafür Brennesseln, Löwenzahn, Breit- und Spitzwegerich, Beinwellblätter, Petersilie, Schnittlauch, und pürieren Sie die Wildkräuter mit kaltem, abgekochtem Wasser im Mixer. Alles durch ein Sieb streichen und frisch trinken, 1-2 Likörgläser täglich. Das Grüne Getränk ist basisch und blutverbessernd.
Abgekochtes Leitungswasser ist eine andere gute Alternative. Vor dem Genuß sollten Sie das Leitungswasser etwa 10 Minuten bei schwacher Hitze kochen. Nach aryuvedischen Erkenntnissen reinigt es sehr gut Ihren Körper.

Reinigung des Haut-Bindegewebes

Nachdem der Darm gereinigt und die Darmflora verbessert wurden, sollten Sie Ihr Haut-Bindegewebe von Schlacken befreien.
Der Zustand des kaum beachteten Bindegewebes entscheidet darüber, ob Sie sich krank oder gesund fühlen, denn es speichert unbemerkt ungeheure Mengen von Säuren und Giften.
Diese Säuren, Schlacken und Gifte ersticken die Lebensfreude und sind Ursache einer vorzeitigen Alterung. Sie geben den Pilzen im Körper Gelegenheit, sich zu vermehren, und erzeugen Spannungen, Druck und Verkrampfungen.

Über die Lymphwege des Bindegewebes werden alle Körperzellen mit Nahrungsstoffen versorgt und von Stoffwechselschlacken entsorgt.

Das Bindegewebe ist nicht nur ein großer Giftspeicher, sondern zugleich auch ein großes Entgiftungsorgan, dessen Arbeit Sie nicht nur durch äußere Pflege, sondern auch durch anregende körperliche Bewegung, möglichst in frischer Luft, unterstützen sollten. Helfen Sie ihm, die gespeicherten belastenden Stoffe wieder abzubauen und auszuscheiden.

Die einfachste Möglichkeit, das Bindegewebe zu reinigen, zu verbessern und es gleichzeitig jung zu halten, ist der regelmäßige Genuß des Teepilzgetränks »Kombucha«. Der Kombuchapilz erzeugt reichlich Glukuronsäure, die wesentlichster Bestandteil des Binde- und Stützgewebes ist, und hat wichtige Entgiftungsaufgaben.

So reinigen und aktivieren Sie das Haut-Bindegewebe

- regelmäßige Einnahme von Natriumbikarbonat;
- durch Verringerung oder Einstellung der Nahrungsaufnahme (Mayr-Kur oder Fasten);
- durch Fieber, denn im Fieber werden viele Säuren und Gifte entsorgt und Erreger aller Art unschädlich gemacht;
- passives Schwitzen (Sauna),
- aktives Schwitzen,
- durch regelmäßige Bewegung,
- täglich Kombucha trinken,
- Massagen, Trockenbürsten, besonders mit der Klosterbürste, Lymphdrainage, Dauerbrause;
- Wannenbäder, möglichst in belebtem Wasser, dem entsäuernde Zusätze beigegeben werden, wie Grüne Tonerde, Königs-Steinsalz, Salz aus dem Toten Meer, 3 Eßlöffel

Orgon-Badesalz, etwa 300 g Natron, Glauber- und/oder Bittersalz. Die Schwefelkomponente im Glauber- und Bittersalz wirkt besonders gut. Da bei diesen Bädern sehr viele Pilze abgebaut werden, können Kopf- oder Herzschmerzen auftreten. Daher am Anfang erst etwa 20 Minuten lang baden und vorsichtig, je nach Verträglichkeit, steigern;
- Schwitzpackungen,
- Wickel um schmerzende Körperstellen mit entsäuernden Salzen;
- tägliche Hauteinreibung mit Harn oder Olivenöl;
- tiefe, bewußte Atmung mit verlängerter Ausatmungsphase zur Abatmung von Kohlensäure (Kohlendioxid);
- Schlafen bei offenem Fenster wegen der erhöhten Sauerstoffaufnahme;
- Reichlich Flüssigkeit trinken, 1 1/2 bis 2 Liter Kräutertee oder belebtes Wasser, stilles Wasser;
- entsäuernde Kräuter, wie Brennesselpulver, Petersilie (roh oder getrocknet). Das Grüne Getränk (siehe Seite 47) aus Wildkräutern, wie Löwenzahn, Brennesseln, Vogelmiere, Spitz- und Breitwegerich, Beinwellblätter, Labkraut, Gerstengras, Weizengras, Alfalfakeimlinge, möglichst selbst gezogen (zur Not als Tabletten oder Pulver);
- verstärkte Zufuhr von Antioxidantien und Entgiftungshilfen, um die gelagerten Gifte abzubauen;
- Bewegung und immer wieder Bewegung als ein wesentlicher Beitrag zur Entsäuerung, möglichst in frischer Luft, zum Beispiel das Auto stehenlassen und zu Fuß gehen, Gartenarbeit, bewegen nach beschwingter Musik, spazierengehen, Dauerlauf, Körperübungen, radfahren, bergwandern.

So pflegen Sie das Haut-Bindegewebe

Das Bindegewebe ist von Lymphwegen durchzogen. Sie transportieren die gelbe Blutflüssigkeit (ohne die roten Blutkörperchen) in alle Zellen, und umgekehrt erfolgt der Abtransport von Schlacken aus den Zellen. Die gelbe Lymphflüssigkeit enthält sehr viele Lymphozyten (Abwehrkörper), die Schutz- und Reinigungsaufgaben erfüllen müssen. Die Lymphflüssigkeit wird durch Muskelbewegungen und Massagen (Lymphdrainage) in Gang gesetzt, wodurch eine Reinigung im Gewebe erfolgt. Diese Reinigung können Sie jeden Morgen selbst anregen:

- Ein Gästehandtuch in belebtes, kaltes Wasser tauchen, auswringen und den Körper gründlich abreiben und reinigen. Die Haut wird dadurch rot, warm und trocknet sofort, ohne abgetrocknet zu werden.
- Wer noch mehr tun möchte, kann sich die Haut mit einem Luffa-Handschuh oder mit einer besonderen Bürste (Klosterbürste) massieren.

WICHTIG

Die Bürste besteht aus feinsten Drähten einer Kupferlegierung und ermöglicht eine sehr angenehme, energetisch anregende Massage. Durch die Reibung auf der Haut werden die wichtigen negativen Klein-Ionen freigesetzt, die aus der Kupferlegierung stammen. Besonders wohltuend ist das Bürsten, wenn Sie sich nach einem langen Aufenthalt in geschlossenen Räumen erschöpft fühlen. Durch die Energieanhebung kann die Klosterbürste auch bei Schmerzen eingesetzt werden, die ja meist nur ein »Schrei nach flutender Energie« sind (Bezugsadresse siehe Seite 126).

Unterstützende äußere Anwendungen
Es gibt verschiedene Möglichkeiten, Ihren Körper einzureiben. Probieren Sie im Wechsel folgende Hilfsmittel aus:
- Morgenharn kräftig mehrmals bis zur vollständigen Eintrocknung einreiben
- Küppenbender's Trinkwasser,
- Olivenöl oder Johanniskrautöl auf Olivenölbasis
- Meerwasser-Harneinreibung,
- Meerwasser-Olivenöleinreibung,
- »Biosun Creme« oder »Lotion electrique«, die sehr stark die Zellenergie auflädt.

So gehen Sie am besten vor

Meerwasser-Harneinreibung
Etwa 1 Teelöffel Salz vom Toten Meer, Königs-Steinsalz oder unraffiniertes Atlantikmeersalz in etwa 1/2 Liter heißem Wasser auflösen und in ein sauberes Schraubglas füllen. Jeden Morgen in ein kleines Glas je zur Hälfte Harn und Meerwasser geben. Der Harn pflegt und verjüngt die Haut. Das Meersalz liefert die fehlenden basischen Stoffe und viele Spurenelemente. Das Einreiben des Körpers mit dieser Lösung am Morgen bewirkt, daß viele Säuren aus dem Bindegewebe freiwerden.

WICHTIG
Bitte zuerst mit einem kleinen Gebiet anfangen und langsam ausdehnen, so daß Sie sich immer dabei wohl fühlen. Werden zuviel Gifte auf einmal gelöst, so werden die Entgiftungsorgane überfordert, und es kann zu einer Verschlechterung des Reinigungsprozesses kommen. Besonders die Oberschenkel und das Gesäß sollten gut massiert werden, da Verkrampfungen in diesem Gebiet zu Hüftgelenksproblemen führen.

Olivenöl-Meerwassereinreibung

Auch diese Mischung reinigt sehr gut das Bindegewebe und pflegt die Haut.

Bestes Olivenöl aus der ersten Pressung extra vergine in eine kleine Flasche geben. In eine zweite Flasche geben Sie das aufgelöste, verdünnte Meersalzwasser.

Zuerst die gut gewaschene Haut mit der Meerwasserlösung anfeuchten und darauf das Olivenöl verreiben. Die Haut wird wunderbar weich.

Am Anfang bitte sehr langsam beginnen, dann erweitern, da sehr viele Belastungsstoffe freigesetzt werden. Wer Schmerzen in einer bestimmten Körperregion hat, kann zum Beispiel zuerst nur dieses Gebiet mit der Lösung einreiben.

EXTRATIP

Meersalz ist stark wirksam. Deshalb sollten Sie eine Ganzkörper-Einreibung mit Meerwasser nur jeden zweiten oder dritten Tag durchführen.

Esogetisches Wildkräuteröl

Es ist eine Mischung ätherischer Öle aus Wacholderbeeren, Nelke, Zimt, Latschenkiefer, Zedernholz, Lavendel, Eukalyptus und Rosmarin, die in besonders angegebene Hautzonen einmassiert wird und dort eine erstaunlich entkrampfende und belebende Wirkung hat.

Das Esogetische Wildkräuteröl wirkt nicht nur bei Schmerzzuständen, sondern harmonisiert auch seelische Probleme, wenn es auf die Zone der Trauer, die Zone der Angst, der Verkrampfung eingerieben wird (Bezugsadresse Seite 126).

Auslage-Entsäuerungsbäder

Ideal ist die Wasserbelebung nach Johann Grander, wobei Sie zuerst nur etwa 20 Minuten lang baden und die Badedauer langsam steigern sollten. Das belebte Wasser hat eine zu große ordnende Kraft, so daß jeder selbst sich an die für ihn optimale Zeit herantasten sollte.

Wannenbäder bis zu einer Stunde und mehr, denen 300–500 g Natronpulver, Orgon-Badesalz oder Meersalz vom Toten Meer zugesetzt werden, haben sich als Schlackenmagnet erwiesen. Bei allen länger andauernden Bädern sollten Sie ein gutes Kreislaufmittel bereithalten, zum Beispiel Korodin.

Die Dauerbrause

Sie ist ideal geeignet, um Gewebesäuren und -schlacken aus dem Bindegewebe hinauszuschaffen. Verschiedene Sanatorien und Kurheime arbeiten bereits seit Jahren erfolgreich mit dieser äußerst sanften Methode (Adressen in Reformhauszeitungen).

Sie liegen auf einer Luftmatratze oder Liege und werden mit einem sanften hin- und herfahrenden Duschstrahl berieselt. Das warme Wasser – ideal wäre hierfür auch das belebte Wasser – löst schonend festsitzende Säuren und Gifte im Sinne einer Ganzkörper-Lymphdrainage. Prickelnd und leicht massierend fallen die Wassertropfen aus einer Höhe von etwa einem Meter auf den Körper. Eine angenehme Prozedur.

Vorher verkrampfte, gestaute Gebiete können plötzlich wieder ihre Schlacken und Säuren abfließen lassen.

Wird dazu noch das belebte Wasser verwendet, findet gleichzeitig die Übertragung einer positiven energetischen Information statt.

Die Strahlung der Erde

In der Öffentlichkeit und auch in wissenschaftlichen Disziplinen ist fast unbekannt, daß das Magnetfeld der Erde einen immensen Einfluß auf das Wohl und Wehe allen Lebens ausübt. So ist zum Beispiel bekannt, daß störende Magnetfelder an der Entstehung von Blockaden beteiligt sind und daß nur ein starkes energetisches System vor der Pilzentwicklung und anderen Erkrankungen schützen kann. Die Erkenntnisse stammen unter anderem von dem Wasseringenieur Robert Endrös, der unzählige physikalische Messungen vorgenommen hat.

Die Erdabstrahlung, die sich aus ungeheuer vielen, ständig schwankenden Einflüssen aus dem Kosmos und aus den Gegebenheiten im Erdinnern aufbaut, ist ein physikalisches Phänomen. Heute ist das Strahlungsspektrum meßtechnisch erfaßbar, wenn auch meist mit recht aufwendigen Apparaten, die vielfach der Weltraumfahrt zu verdanken sind.

Der Lebensraum an der Oberfläche der Erde ist durchsetzt von einer milliardenfach in der Sekunde hin und her schwingenden magnetischen Strahlung im Mikrowellenbereich. Jedes Atom und Molekül in der Erde, im Wasser und in der Luft ist davon betroffen und muß sich nach dieser Strahlung ausrichten. Diese Strahlung bestimmt das Leben aller Lebewesen wie auch das Wetter. Bis auf wenige hochsensible Menschen wird diese Strahlung im allgemeinen kaum bemerkt. Unbewußt verspürt der Mensch Veränderungen dieser Umgebungsstrahlung, so daß sich der eine oder andere von uns plötzlich ohne Grund sehr wohl oder andererseits gedrückt und schwach fühlt. Die Wetterfühligkeit fällt auch in dieses Gebiet.

Diese Ausstrahlung der Erde im Mikrowellenbereich erhält ihre hohe Wirksamkeit aber erst durch das Zusammenwirken mit der Mikrowellenstrahlung aus dem Kosmos, wodurch es zu einer verstärkten Rückstrahlung aus der Erde kommt.

Die Abstrahlung der Erde kann für den Menschen positiv oder durch besondere Umstände auch negativ sein.

Heute weiß man, daß unterirdisch fließendes Wasser, die sogenannten Wasseradern, durch bewegte Ionen ein elektrisches Feld, flußaufwärts gerichtet, erzeugen. An den Kontaktflächen des Wassers mit mineralischen oder metallischen Feststoffen baut sich spontan ein elektrisches Potential auf. Dieser Strömungsstrom unterirdischer Wasserläufe baut durch komplizierte Vorgänge, die nur unter Zuhilfenahme der Quantenphysik zu verstehen sind, als Fernwirkung elektrische Potentialunterschiede an der Erdoberfläche auf. Es werden elektrische und magnetische Felder erzeugt mit teilweise beachtlichen Feldwerten. Diese Felder sind heute mit technischen Geräten eingeschränkt meßbar.

Eine weitere Störmöglichkeit sind Erdverwerfungen, bei denen verschieden strahlende Gesteine zusammengeschoben wurden. Auch sie können je nach Gestein eine sehr negative Strahlung erzeugen.

Des weiteren sind die sogenannten Gitternetze bekannt, die als Störstreifen im Magnetfeld der Erde verlaufen. Es sind räumlich begrenzte Streifen gebündelter Neutronenstrahlung aus dem Boden, ausgehend von an sich ganz schmalen Linien. Diese Bodenausstrahlung beeinflußt Menschen, Tiere und Pflanzen gleichermaßen. Es gibt Tiere, wie die Bienen, Ameisen und Katzen, die Störzonen suchen und brauchen. Hunde und Stalltiere meiden Störzonen, sie werden krank und unfruchtbar, wenn sie auf gestörten Plätzen angebunden werden. Auch kleine Kinder spüren häufig Störzonen. Sie rollen sich in ihrem Bettchen von einer starken Störzone fort.

Sehr auffällig reagieren auch Bäume. Es gibt Bäume, die sich richtig schräg legen, und zwar immer gegen die unterirdische Wasserströmung der Quelle zu.

Die Ursache für die häufig beobachteten Krebsbildungen bei

Bäumen wie auch die Krebsentstehung beim Menschen gilt heute noch als ungeklärt. Interessant ist, daß fast alle, die an Krebs erkranken, auf schwer gestörten Bettplätzen schlafen. Das Krebsgeschehen entwickelt sich dabei in dem Bereich, wo die stärkste Störung gemessen werden kann.

Die Störung der Umgebungsstrahlung durch unterirdisch fließendes Wasser wie auch durch geologischen Bruch (Erdverwerfungen) führt meist zu breitflächigen Gefahrenzonen, in denen vor allem eine Schwächung der Strahlungsintensität und damit eine Immunitätsschwächung im Organismus entsteht, was zum Beispiel auch einer Pilzerkrankung den Boden bereitet.

Die störende biologische Einwirkung wird besonders stark beim Gitter über Grundwasserlauf, das eine starke punktweise Strahlung aufbauen kann, die die betroffenen Zellen unmittelbar angreift, so daß das »bestrahlte« Organ krank wird beziehungsweise, wenn bereits eine Schwächung der Lebensenergie vorliegt, Krebs entstehen kann.

Zu diesen natürlichen Gefahren kommt heute noch die moderne Technik negativ verstärkend hinzu.

Hochspannungsleitungen, die neben ihrem elektrischen Feld auch ein magnetisches Feld aufbauen, beeinflussen ebenfalls die natürliche Strahlung der Erde im negativen Sinne. Das von Hochspannungsleitungen aufgebaute magnetische Feld ist mit den Magnetfeldern zu vergleichen, die durch den Strömungsstrom unterirdisch fließenden Wassers erzeugt werden. So sind Hochspannungsleitungen in ihrer Wirkung der Abstrahlung von Wasseradern vergleichbar. Durch ihr Magnetfeld verzerren sie den Mikrowellenbereich der Bodenabstrahlung. Treffen solche Hochspannungsfelder auf schwere Störzonen, können sogar extreme Störfelder entstehen, die das Maß des Ertragbaren im menschlichen Organismus übersteigen, was vermutlich Selbstmord oder den plötzlichen Kindestod auslösen kann.

Viele glauben, daß in höheren Stockwerken die Wirkung der negativen Erdstrahlungen abnimmt. Genau das Gegenteil ist der Fall. Die Strahlung aus der Erde wird durch den Masereffekt (die Strahlung splittet sich auf) von Betondecke zu Betondecke verzerrter und negativer in der Wirkung auf den Organismus.

Die Einflüsse der Erdstrahlung und ihre Störungen sollten dringend wissenschaftlich untersucht werden, damit entsprechende Richtlinien für den Hausbau erlassen werden können. Schlafplätze sollten – genau wie in China – nur auf störungsfreien Plätzen erstellt werden dürfen, Hochspannungsleitungen entsprechend in weiter Entfernung von Wohnsiedlungen.

Die verschiedenen Bodenausstrahlungen haben einen enormen Einfluß auf die Tätigkeit der Hormondrüsen. Auf Krebs begünstigenden Störzonen werden zum Beispiel die Thymusdrüse und die Keimdrüsen sehr stark geschwächt, während Schilddrüse und Nebenniere als Streßreaktion überreagieren, bis sie sich erschöpfen. Gerade beim Krebsgeschehen weiß man, daß die Abwehrleistung geschwächt ist, so daß vielfach versucht wird, die Thymusdrüse mit Thymuspräparaten zu stärken. Aus diesem Grunde ist gerade bei diesem schweren Krankheitsgeschehen ein ungestörter Bettplatz eine der wichtigsten Maßnahmen.

Wie erst in neuerer Zeit erkannt wurde, hat die Thymusdrüse eine außerordentliche Bedeutung für das Immunsystem sowie für das seelische Wohlbefinden. Sie wird durch verminderte Umgebungsstrahlung, meist durch einen gestörten Bettplatz, stark in ihrer Arbeit geschwächt. Das heißt, daß solche Störfelder die Lebensenergie schwächen. Schwächung, Erschöpfung und Müdigkeit sind bezeichnenderweise die Symptome einer Mykose.

Die moderne Technik hat das Leben seit etwa zwei Generationen total verändert. Wären all diese technischen Errungenschaften bedenkenlos und gesundheitsfördernd, dann hätten wir nicht die zunehmenden Pilzerkrankungen und die enorme Zunahme an schweren Erkrankungen, Depressionen, Selbstmorden und Krebs. Irgend etwas kann an dieser Entwicklung nicht stimmen. Gegen irgendein oder mehrere Gesetze muß der Mensch verstoßen haben.

Mögen die Forschungen von Robert Endrös uns Anlaß sein, der bisher vernachlässigten Mikrowellenstrahlung der Erde mehr Beachtung zu unser aller Wohl zu schenken.

Den Bettplatz entstören

Es ist sehr schwer, stark geschwächten, erschöpften Menschen, die meist auch unter verstärktem Candida-Befall leiden, zu erhöhter Lebenskraft zu verhelfen.

In solchen Fällen sollte auch an geopathische Störungen gedacht werden. Vermutlich haben viele dieser Betroffenen einen stark gestörten Bettplatz, bei dem nur eine sehr schwache Zellaufladung erfolgt.

Besonders in der Nacht, in der sich der Körper mit der Kraft des natürlichen Magnetfeldes der Erde aufladen und regenerieren sollte, ist der Mensch meist verstärkt schwächenden geopathischen Belastungen ausgesetzt. Durch die Anwesenheit von Metall (Betondecken!) werden die elektromagnetischen Felder verstärkt, weshalb gerade auch Matratzen und Betten kein Metall enthalten sollten, wie dies beispielsweise bei den Federkernmatratzen der Fall ist.

Auch Spiegel sind hervorragende Mikrowellenreflektoren. Sie reflektieren einen großen Anteil der technischen oder natürlichen Strahlung eines Raumes, so daß unter Umständen durch Überlagerungen biologisch weit bedenklichere Strahlungen entstehen können als ohne die Rückstrahlung durch Spiegel.

Elektrische Geräte (Radiowecker am Bett!) bauen auch im ausgeschalteten Zustand ein belastendes Feld auf.
Zu einer wirklich sicheren und dabei preiswerten Entstörung verhelfen etwa ein Zentimeter dicke Naturkorkplatten (unbedingt ohne Formaldehyd, möglichst mit Naturkleber zusammengeleimt). Die Entstörung ist mit physikalischen Meßgeräten feststellbar. Kork ist ein Wundermaterial. Es hält die störenden Strahlen ab, während die Erdmagnetfelder durch Kork nicht geschwächt werden.
Korkplatten werden allgemein mit Kunstharz verklebt. Dieser Klebstoff muß vorher unbedingt ausdünsten. Am besten in die heiße Sonne legen oder in einen entfernten Raum, zum Beispiel in den Heizungskeller. Fenster öffnen, denn es werden sehr giftige Dämpfe frei. Allergiker können sich ein Stück Kork auf die Haut kleben, um die Verträglichkeit zu prüfen.
Die Korkplatten werden am besten unter dem Bettrahmen befestigt, damit genügend Luft zwischen Matratze und Platte zirkulieren kann.
Auch das Transformer-Bettuch nach Körbler soll sehr gut sein und ist dabei noch erschwinglich. Es werden ebenfalls nur die störenden Strahlen abgehalten, während das natürliche Magnetfeld der Erde hindurchtreten kann.

Die Gefahren des Elektrosmogs

Elektrosmog, dem Sie Tag und Nacht durch Haushaltsstrom ausgesetzt sind, wie zum Beispiel durch die Funkwellen, die unzählige Satelliten, Mobilfunktürme, Radio- und Fernsehsender aussenden, scheint ebenfalls ganz erheblich zur Pilzentwicklung beizutragen.
Man weiß bereits durch amerikanische Untersuchungen, daß das Ionenverhältnis – besonders geht es dabei um das so

wichtige Calcium – durch Elektrosmog negativ verändert wird. Der Körper kann es nicht mehr wie früher richtig verwerten, so daß immer leichter Knochenbrüche und Bänderrisse auftreten. Auch kommt es zu Verhärtungen und Verkalkungen in den Blutgefäßen, zu Nieren- und Gallensteinen oder zu Grauem Star.

Besonders in den eigenen vier Wänden sollten Sie im Hinblick auf unnötige Strombelastungen wachsamer werden. Leuchtstoffröhren geben zum Beispiel 20mal stärkere schädliche Felder ab als normale Glühbirnen. Bei allen elektrischen Geräten, die nicht gebraucht werden, sollte der Stecker gezogen werden. Auch sollten Sie sich überlegen, auf welche unnötigen Stromquellen Sie verzichten können. Das Kochen mit Gas ist zum Beispiel viel gesünder und auch preiswerter.

Besonders belastet werden diejenigen, die ständig am Computer arbeiten müssen, da es sich hier, wie auch beim Fernsehen, um harte Röntgenstrahlung handelt. Eine gute Alternative sind die tragbaren Notebooks. Sie bieten im Vergleich zu stationären Computern sehr große Vorteile:

Die eingebauten Bildschirme (Flüssigkristallanzeigen) geben keine Kathoden- oder Röntgenstrahlen ab. Ihr Stromverbrauch beträgt nur einen Bruchteil der konventionellen Monitore. Moderne Anzeigen bieten eine brillante Darstellung der Echtfarben. Die Darstellungsqualität liegt mittlerweile über der konventioneller Monitore. Der Gesamtstromverbrauch der Notebooks liegt bei maximal 30 Watt und beträgt somit nur ein Zehntel bis ein Zwanzigstel eines gewöhnlichen Computers.

Der deutsche Marktführer auf diesem Gebiet kommt dem Thema Elektrosmog durch ein besonderes Netzteil entgegen, das direkt am Stecker in der Wand angebracht ist und somit weit entfernt vom Arbeitsplatz gehalten werden kann. Der vergleichsweise hohe Anschaffungspreis ist unter Berücksichtigung der vorgenannten Vorteile überlegenswert.

EXTRATIP

Zur Not können Sie bei den üblichen Computern die Tastatur etwa 75 Zentimeter vor den Bildschirm auf einen zweiten Tisch stellen, um so außerhalb der Reichweite dieser gefährlichen Strahlung zu sein.

Die Zelle kommuniziert über einen weiten elektrischen Kommunikationsbereich, der vom ELF-Bereich (Extremely-Low-Frequency) über Mikrowelle, Infrarot bis in den UV-Bereich geht. Diese Zellkommunikation kann von äußeren elektromagnetischen Einwirkungen, beispielsweise von Elektrosmog, überlagert werden. Dadurch werden Zellinformationen verfälscht. Durch bestimmte Frequenzbereiche äußerer elektrischer Felder kommt es zu Störungen an der Zellmembran und damit beim lebensnotwendigen Ionenaustausch. Die Zelle wird aus ihrem Kommunikationsverband herausgedrängt.
Solcherart geschwächte Zellen rufen auch die Pilze auf den Plan. Durch Elektrosmog ausgelöster Dauerstreß kann schließlich zum Zelltod führen.

Elektrosmog- und Radioaktivitätverstrahlung vermindern

Vor drei Jahren wurde ein Gerät zur Minderung der biologischen Effekte hochfrequenter Strahlung vom UV-Bereich bis in Bereiche kosmischer Strahlungen entwickelt: der Nanobuster (Buster heißt »Absauger«).
Dieses Gerät in der Größe eines Lippenstiftes schirmt nicht nur gegen radioaktive Strahlung und Elektrosmog aller Art ab, es entgiftet auch einen damit belasteten Körper.
Das Wasser im Körper ist durch Elektrosmog und/oder radioaktive Belastung abgesättigt und verzerrt. Ein so verzerrtes

Wasser, auch DOR genannt, hat seine Aufgabe als Träger biologischer Informationen verloren.

Wie macht sich eine radioaktive Belastung bemerkbar?

Bei stärkerer radioaktiver Belastung fühlt sich der Mensch zum Beispiel wie ausgetrocknet, da das Körperwasser verändert wird. Es kann nicht mehr ordnungsgemäß in die Zellen transportiert werden. Er bemerkt ein Spannungsgefühl auf der Haut und besonders im Kopf, Durst, extremen Durst, aufgesprungene Lippen, einen trockenen Mund. Auch Magen-Darm-Erkrankungen mit Durchfall können auftreten.

Der Nanobuster ist so angelegt, daß er die Ladungen aus dem Körperwasser anzieht, aufnimmt und auf diese Weise den Körper von belastender DOR-Energie befreit.

Der Stift wird je nach Belastung abwechselnd mit jeder Hand etwa 1 Minute lang geschüttelt. So wird das Gerät von den aufgenommenen Störenergien befreit.

Unter dem Gesichtspunkt der Gesundheit ist es wichtig, Geräte zu entwickeln, die wahrhaft im biologischen Sinne, also ohne Strom und ohne Batterien, unsere Lebensenergie stärken. Ein solches Gerät ist der Bio-Beamer. Es akkumuliert die Lebensenergie aus der Atmosphäre, also natürliche Energien, wie die Schöpfung sie für den Menschen vorgesehen hat, wobei sichergestellt ist, daß störende Energien abgehalten werden. Sie wird dem Körper über eine Handelektrode zugeführt. Vorher oder gleichzeitig sollte der Körper von der DOR-Energie durch den Nanobuster befreit werden, damit die körpereigenen Informationen mit der zugeführten verstärkten Lebenskraft wieder ungestört ablaufen können.

Die Energie gestörter Hautzonen aufladen

Eine wunderbare Sache, um die gestörte Energie der Haut bei Narben, Juckreiz, trockener Haut, kalten Händen und Füßen, Hautausschlägen, allergischen Hauterscheinungen, Migräne wieder zum Fließen zu bringen, ist die Biosun-Zellstrom-Creme. Sofort nach dem Auftragen wird das Zellpotential auf über 200 Millivolt angereichert, so daß der darniederliegende Zellstoffwechsel wieder in Gang gesetzt wird. Die Biosun-Creme enthält elektrolytisch aktive basische Mineralien, unter anderem Calcium, Magnesium, Kalium und Natrium sowie Eisenkraut, Bienenwachs und Wollwachsalkohol.

EXTRATIP

Auch für die morgendliche Einreibung bei allgemeiner Erschöpfung oder für Massagen ist die Biosun-Creme ideal. Auf dieser Basis gibt es auch wunderbar pflegende Hautcremes für die Orangenhaut und Besenreiser (Creme active), die alternde Haut oder Problemhaut (Creme intensive) und zur Verbesserung von Muskeln, Sehnen und Gelenken (Creme regenerative) (Bezugsadresse Seite 126).

Wirksame Narbenentstörung – selbst durchführen

Narben sind sichtbare Blockaden im Energiesystem des Menschen. Um den Energiefluß wieder herzustellen, können Sie mit dem Fingernagel oder einem Bergkristall von rechts nach links über die Narbe (quer zur Narbe, so daß kleine Kreuze entstehen) kräftig ritzen. Je kräftiger geritzt wird, um so besser wird nachher der Energiefluß sein. Danach sollten Sie die Narbe mit der »Biosun Creme electrique« einreiben. Diese Entstörung ergibt einen meßbar besseren Energiefluß. Im Grunde sollten Sie alle Ihre Narben täglich pflegen und aktivieren.

Im Alltag die Pilze bekämpfen

Die wichtigste Maßnahme bei einer Pilzerkrankung (Mykose) ist die Regulierung des Säure-Basen-Haushaltes, wie ab Seite 27 beschrieben, insbesondere die Auffüllung der fehlenden basischen Pufferstoffe (Alkalireserve). Diese grundsätzliche Maßnahme sollten Sie mit einer gezielten Antipilz-Ernährung und unterstützenden Maßnahmen kombinieren.

Die Antipilz-Ernährung

Die tägliche Nahrung sollte so optimal wie möglich zusammengestellt werden, denn nur dann können Sie Ihre Lebenskraft so stärken, daß Sie sich gegen einen Pilzbefall erfolgreich wehren können. Deshalb ruht die Antipilz-Ernährung auf zwei Pfeilern:

1. Verringerung der Säurezufuhr
Die Speisen werden so zusammengestellt, daß die Säurebildung in Ihrem Körper drastisch vermindert wird. Und hierin scheint das Geheimnis zu liegen. Denn je saurer das Blut, um so wuchsaktiver werden die Pilze und um so belastender die jeweiligen Symptome.
Candida-Belastete fühlen sich sehr viel wohler, wenn sie in ihrer Ernährung alles meiden, was Gärungserscheinungen und die Säurebildung erhöht. Auf diese Weise haben viele der Betroffenen zu einer oft sehr strengen basenbetonten Ernährungsform gefunden, bei der sie sich wohl fühlen.

Und doch ist diese strenge Ernährung nicht in der Lage, das große Defizit an basischen Stoffen aufzufüllen. So bleibt trotz äußerster Disziplin in der Ernährung eine versteckte Übersäuerung (latente Azidose) bestehen, und geringfügige Belastungen bringen häufig das durch die Ernährung aufgebaute Wohlgefühl wieder zum Kippen. Ein Stückchen Kuchen und eine Tasse Kaffee bei einer Einladung, Überlastung, Aufregungen, Kummer und Streß, und alles ist sofort wieder beim alten. Eine basenbetonte, vollwertige Nahrung, die so optimal wie nur möglich zusammengestellt sein sollte, ist eine Grundvoraussetzung, aber noch nicht genug.

2. Mangel an Vitalstoffen (Antioxidantien) beseitigen

Durch eine vitalstoffreiche Kost, Mayr-Kur, Natrongaben und Darmbäder (Colon-Hydrotherapie) werden sich Ihre Beschwerden bessern. Die vitalstoffreiche Kost besteht aus selbstgebackenen Waffeln (Rezept Seite 99) oder Vollreismilchbrei mit zerlassener Butter, Zimt und einigen Scheiben süßer Kokoscreme. Dazu ein Salat mit Keimlingen aus Mungobohnen, Bockshornkleesamen, Alfalfa oder Radieschenkeimen. Dazu viel Petersilie und Schnittlauch. Der Salat wird pikant mit Olivenöl, Kräutersalz, Senf, Kombucha zum Ansäuern und Trockenhefeflocken aus dem Bioladen angemacht.

Als Brotaufstrich kommen Sesam- oder Mandelmus, Avocado mit Knoblauch oder nur Trockenhefe beziehungsweise Miso-Paste in Frage. Das ist so sättigend, daß meist eine Waffel bis zur nächsten Mahlzeit genügt.

Mittags essen Sie Pellkartoffeln mit in etwas Butter oder kaltgepreßtem Olivenöl (1. Pressung) geschwenktem Gemüse, bestreut mit Hefeflocken. Dazu reichen Sie wieder frischen Keimlingssalat mit Kresse und frischen Wildkräutern. Gemüsereste vom Mittag werden für das Abendessen als Salat verarbeitet, um nicht noch einmal aufgewärmt zu werden.

Waffeln, die ein wichtiger Bestandteil dieser Ernährungsweise sind, sollten Sie aus frisch gemahlenem Vollkornmehl selbst backen. Getreide, Obst und Gemüse aus kontrolliert biologischem Anbau sollten stets Vorrang haben.

EXTRATIP

Verzichten Sie auf Kaffee und Zigaretten. Kaffee erzeugt viel Säure und raubt Calcium sowie Magnesium. Das gleiche gilt für die Zigaretten. Natrongaben beruhigen das Verlangen.

Grundsätze der Antipilz-Ernährung

Das Ziel dieser Ernährungsform ist:
- Sie soll die Lebenskraft stärken.
- Sie soll ausreichend Vitalstoffe/Antioxidantien liefern.
- Den Anstieg unnötiger Säuren vermeiden. Das erreichen Sie, wenn Sie einige Regeln beachten.

Einschränkung von Kohlenhydraten

Candida-Pilze ernähren sich vor allem von Kohlenhydraten, die in Zuckerstoffe zerlegbar sind. Bei starkem Befall sollten Sie alles Süße, Kuchen, Gebäck, Zucker in Tee oder Kaffee, auch Obst, insbesondere die gärfreudigen Bananen, Trockenobst, Limonadengetränke, süße Säfte und Weißmehlprodukte meiden. Selbst Vollkornbrot werden Sie am Anfang nicht vertragen. Backtriebmittel wie Hefe, Sauerteig oder Backferment ergeben einen wesentlich tieferen pH-Wert, so daß es zu Anfang besser ist, nur Knäckebrot oder selbstgebackene Waffeln zu essen. Bei starkem Blähbauch und Pilzbeschwerden werden Hirse-, Buchweizen- oder Vollreiswaffeln als Brotersatz meist besser vertragen.

Keimlinge und Sprossen

Selbst gezogen sind sie die besten »Vitaminpräparate«, die es gibt. Vitamine, Spurenelemente und Aminosäuren sind in Keimlingen und Sprossen reichlich enthalten.

Besonders wertvoll sind Alfalfasprossen. Sie sind sehr leicht verdaulich und geschmacksneutral, sehr mineralreich, basenüberschüssig und enthalten alle essentiellen Aminosäuren. Etwa 50 Gramm frische Alfalfasprossen enthalten rund 1000 mg Vitamin C und 600 mg Calcium. Aus der getrockneten Pflanze wird auch ein Pulver hergestellt – ideal als sättigende, basische Zwischenmahlzeit.

Bockshornkleesamen schmeckt bitter-pikant. Er hat große Heilwirkungen bei Entzündungen und stärkt Nerven und Gehirn. Mungobohnen haben im gekeimten Zustand achtmal mehr Vitamin B_2. Auf Brot schmecken auch Rettich- oder Radieschenkeimlinge.

Gekeimte Getreide: Sie sind außerordentlich wertvoll. Besonders Roggen und Gerste 2–4 Tage lang keimen lassen. Zuerst etwa 10 Stunden in Wasser geben, abgießen. Getreideschälchen in eine Plastiktüte stellen. Morgens und abends mit belebtem Wasser spülen. Werden die Keime zu lang und grün, können Sie sie im Schälchen (ohne Erde, nur mit Wasser versorgt) zu Gras auswachsen lassen, das Sie dann auskauen können. Getreidegräser sind außerordentlich starke Vitaminlieferanten. Im gekeimten Zustand geht das Getreide in die werdende Pflanze über und verliert die schwere Verdaulichkeit des ungekeimten Getreidekorns.

Weizenkeimlinge enthalten unter anderem sehr viel Vitamin E.
Roggenkeimlinge haben den höchsten Zinkgehalt. Zink entgiftet Schwermetalle und ist für eine starke Abwehr unerläßlich. Der Eiweißgehalt erhöht sich beim Roggen von etwa 9 auf 39 Gramm!
Gekeimte Gerste: Sie sollten Roggen- und Gerstenkeimlinge

nach Möglichkeit täglich essen. Sie sind gut zur Zubereitung von Waffeln, Brot oder als Salatzugabe geeignet. Am Anfang die Menge langsam steigern, da der außerordentliche Vitalstoffgehalt zu Reinigungsverschlechterungen führen kann.
Gerstenkeimlinge und das hochbasische Gerstengras zeichnen sich durch reichlich Vitamine, basische Mineralien und Spurenelemente aus. Sehr hoch sind die Bausteine des Glutathions. Die Glutaminsäure ist mit 243 mg und Glycin mit 117 mg in Gerstenkeimlingen enthalten. Wenn Sie zu den Getreidekeimlingen täglich 1–2 Kapseln L-Cystein einnehmen, kann sich Ihr Körper das so wichtige Glutathion selbst herstellen.
Zum Keimen unbedingt das »belebte Wasser« verwenden, das eine Verkeimung (Schleimbildung) verhindert. Die Keime morgens und abends abspülen. Wiederholt die Geruchsprobe machen. Das Keimgut sollte stets frisch und gut riechen. Keimgläser oder Geräte aus dem Reformhaus oder Bioladen gut sauberhalten.

Distel- und Sonnenblumenöl können schaden
Langjährige Forschungen belegen, daß die noch immer so sehr angepriesenen Pflanzenöle und Margarinen mit mehrfach ungesättigten Fettsäuren in hohem Maße die Antioxidantien Vitamin E und Selen binden. Je höher der Anteil an ungesättigten Fettsäuren, um so oxidationsbegieriger ist ein Öl und damit für den Körper um so nachteiliger. Vitamin E und Selen schützen die Moleküle der Öle vor der oxidativen Zerstörung. So werden diese Schutzstoffe, die in der Nahrung meist zu wenig vorkommen, unnötig verbraucht. Wer diese Öle unbedingt verwenden will, sollte sie in kleinste vor Lichteinfall geschützte Flaschen abfüllen und diese dann jeweils zügig verbrauchen.
Olivenöl ist das stabilste Öl und bei guter Qualität viele Jahre lagerfähig.

Das lebenswichtige Eiweiß

Die Eiweißbausteine (Aminosäuren) werden immer mehr als wichtige Stoffwechselregulatoren und Entgifter erkannt. Deshalb sollten Sie sich um eine optimale Eiweißzufuhr bemühen. Hefeflocken sind ein erstklassiger, gutschmeckender Eiweißspender, Mungobohnen enthalten viel pflanzliches Eiweiß, ebenso Hülsenfrüchte, wobei die roten Linsen gefolgt von den braunen Linsen am leichtesten verdaulich sind. Auch Kichererbsen sind sehr beliebt. Ebenso Sojabohnen, wobei hier die Sojamilch und die daraus hergestellten Produkte (Tofu) am bekömmlichsten sind.

Ein sehr gutes Eiweiß liefert auch der Samen der weißen Süßlupine. Er ist unter dem Namen »Lopino« im Bioladen erhältlich.

Sesamsaat hat vielerlei gesundheitliche Vorzüge und sollte möglichst täglich verwendet werden.

Mandeln, Kürbiskerne, Sonnenblumenkerne, Mohnsaat runden die Palette der Eiweißlieferanten ab.

Die jodfreie basische Spirulinalge mit 60 Prozent Eiweißanteil versorgt Sie gut.

Gekeimter Weizen hat zum Beispiel 29 Prozent Eiweiß, gekeimter Roggen gar 39 Prozent.

Miso und Tamari oder Sojasauce aus vergorenen Sojabohnen und Getreide sind außerordentlich wertvoll.

Trockenhefe: ein erstklassiger Eiweißspender

Während die sehr vitamin- und vitalstoffreiche Flüssighefe nicht mehr von allen vertragen wird, können Sie mit Trockenhefe (Reformhaus, Bioladen) Ihre Speisen sehr gut aufwerten. Es gibt würzige und milde Hefeflocken, die Sie über das Gemüse streuen können.

Trockenhefe enthält bis zu 50 Prozent Eiweiß und zählt damit zu den eiweißreichsten Produkten, die der Mensch kennt. Ihr

Eiweiß ist, besonders auch durch den Trocknungsprozeß, vom menschlichen Organismus fast vollständig verwertbar. Hefeeiweiß enthält alle notwendigen Aminosäuren und kann somit pflanzliches Eiweiß bei Vegetariern erheblich aufwerten. Um die wertvollen Stoffe nicht zu schädigen, sollte es erst nach dem Garen den Speisen zugegeben werden.

Milchhefe wird auf Molke gezüchtet. Der Geschmack dieser Hefeart ist nahezu neutral. Bierhefe entsteht auf Malzböden, die beim Bierbrauen entstehen, wobei zu bedenken ist, daß Gerste und Hopfen konventionell angebaut werden und der Hopfen sehr stark gespritzt wird. Melassehefe entsteht auf Zuckermelasse aus Zuckerrüben, die ebenfalls konventionell angebaut werden. Je wertvoller das Ausgangsmaterial, um so wertvoller sind die Hefeflocken.

Die qualitativ wertvollsten Hefeflocken aus dem Bioladen werden auf Weizenkeimlingen und Weizen aus kontrolliert biologischem Anbau gezüchtet. Sie enthalten viel Folsäure und B-Vitamine.

Basische Nahrungsmittel zur Entlastung

Sie tragen einerseits zur Neutralisierung der Säuren im Körper bei, und andererseits verringern sie die Pilze im Darm. Und das dürfen Sie essen:

Kohlenhydrathaltige Speisen
Bei stärkerem Pilzbefall des Darmes werden häufig Vollreisspeisen und Waffeln als Brotersatz besser vertragen. In vielen Fällen ist es günstig, längere Zeit auf Brot und Nudeln zu verzichten.

■ Buchweizen-Hirse-Waffeln

Zutaten für 4 Waffeln Grundrezept • gut verträglich
1 Tasse g Buchweizen
1 Tasse g Hirse
Wasser
Salz
Kümmel
Fenchel oder Koriander, gemahlen
1 Möhre, fein gerieben oder 1 kleine Zwiebel, fein gehackt

Den Buchweizen und die Hirse in der Getreidemühle fein mahlen. Das Mehl mit Wasser, Salz, Kümmel, Fenchel oder Koriander, der Möhre oder der Zwiebel verrühren. Den Teig eine halbe Stunde quellen lassen. Inzwischen das Waffeleisen erhitzen. Die Waffeln nacheinander bei mittlerer Hitze backen, auf einem Rost auskühlen lassen.

> Die Waffeln schmecken sehr gut mit wenig Butter und einem Schälchen Gemüse oder Keimlingsalat. Abends genügt meist eine Waffel mit etwas Butter als leichte Mahlzeit.

Varianten
Statt der Buchweizen-Hirse-Mischung können Sie auch Vollreis und Einkorn fein mahlen. Einkorn wird von Allergikern und Kindern gut vertragen. Auch Dinkel, Roggen, Gerste oder Weizen können Sie für den Teig verwenden.
Verwenden Sie anstatt Wasser Vollmilch oder Sojamilch.

EXTRATIP
Frisch sind die Waffeln knusprig und fest, bei längerem Liegen werden sie weich. Eventuell noch einmal im Waffeleisen oder in einer trockenen Bratpfanne aufbacken oder ein Käsewaffelomelett

daraus machen. Dafür eine Waffel halbieren und eine Scheibe Hartkäse dazwischen legen. In der Pfanne beidseitig mit etwas Olivenöl aufbacken, bis der Käse schmilzt.

Gemüse aller Art
Es sollte möglichst frisch und aus biologisch kontrolliertem Anbau sein.
Konventionelle Gemüsesorten zur Lebenskraftstärkung am besten vorher etwa 1 Stunde in belebtes Wasser legen. Welker Salat wird dann wieder knackig frisch.
Das Gemüse Ihrer Wahl mit wenig Wasser kochen, so daß das Kochwasser mitverwendet werden kann. Oder in Olivenöl mit schwacher Hitze garen. Olivenöl nie stark erhitzen.
Mit Gemüse können Pilze am wenigsten anfangen. Deshalb regelmäßig ein Schälchen essen. Auch kalt als Salat, angemacht mit Öl und Gomasio/Kräutersalz, später mit Senf und etwas Tamari, wenn es vertragen wird.
Aus diesem Angebot können Sie wählen:

Zwiebeln
Um die Darmflora zu regenerieren, sollten Sie so viel wie möglich Zwiebeln verwenden. Die Zwiebeln in Olivenöl leicht andünsten, nie scharf braten, bis sie glasig bis leicht braun werden; auf keinen Fall schwarz verbrennen lassen.

Kartoffeln
Sie sind basisch und können vielseitig, besonders auch mit viel Zwiebeln und Kräutern in der Pfanne, zubereitet werden.

Pilze
Austernpilze, Champignons, Pfifferlinge oder Shiitake mit Zwiebeln in Olivenöl dünsten.

Öle und Fette
Butter, Olivenöl, Sahne, Sesamöl in kleinen Gebinden, Kokosfett, Kürbiskernöl, Weizenkeimöl, nur verkapselt; Leinöl, möglichst in 100 ml Dosen und schnell verbrauchen.

Keimlinge
Keimlinge und Sprossen für Salate selber ziehen.

Nüsse und Samen
Bio-Mandeln, Kürbiskerne, Haselnüsse, Sesamsaat, gemust als »Tahin« oder geröstet mit Salz als »Gomasio« aus dem Bioladen.
Sonnenblumenkerne, sehr wertvoll auch gekeimt.
Oliven, Kokosnuß (Renuka Kokoscreme als Block).
Sehr zu empfehlen sind die großen Kokosnüsse aus Thailand, die viel Selen und etwa 1/2 Liter Kokosmilch enthalten. Sie werden mit einem starken Messer geköpft. Frischversand über Paketdienst durch Orkos-Früchteversand, Frankreich.

Obst
Alles unbehandelt und ungespritzt (Bioladen).
Äpfel, nicht zu süß; Papaya, frische Feigen (über Orkos-Früchteversand), Zitronen.

Salate
Alfalfakeimlinge, Rettichsprossen, Mungobohnen, selbst gekeimt; Kopfsalat, Chicoree, Endivien, Feldsalat, Knoblauch, Krautsalat, Kresse (sehr leicht selbst zu ziehen); Kräuter, wie Bohnenkraut, Dill, Majoran, Basilikum, Petersilie, Schnittlauch; Möhren, gerieben; Oliven (basisch), Radieschen, Rettich, rote Bete, roh gerieben oder gekocht.

Zum Würzen
Herbamare Kräutersalz; Kelpamare (flüssige Würze, die fast immer vertragen wird); »Loyu« Würze (Sojasauce) aus der Süßlupine, Meerrettich, Naturjoghurt, Obstessig oder roter Weinessig (wird meist erst später vertragen); Sahne (mit Wasser ist es ein Milchersatz); saure Sahne, Senf (enthält Essig), Sesamsaat, geröstet und gesalzen als »Gomasio«; Tamari aus Soja und Getreide, wenn es vertragen wird.

Milchprodukte
Frischkäse, Hartkäse von Schafen, Ziegen oder Bio-Kühen, Hüttenkäse (nicht zuviel, da mehr Phosphor als Calcium), Sahne, saure Sahne, Vollmilch (nicht von Silofutterkühen), Schafsmilch, Ziegenmilch (als Pulver im Reformhaus), Bio-Süßmolkenpulver (Reformhaus).

Süßungsmittel
Süßtee (Stevia rebaudiana). Ohne Zucker zu sein, süßt er 300mal mehr als Zucker, so daß er auch in der Candida-Diät verwendet werden kann. Es wäre allerdings besser, sich das Süßen generell abzugewöhnen. Carob-Pulver oder Carob-Raspel (Bioladen), Schoten des Johannisbrotbaumes. Später in Maßen Vollrohrzucker zum Backen und zur Marmeladenherstellung. Honig in Maßen möglichst nicht auf dem Brot, sondern in Tee als Zwischenmahlzeit oder bei Unterzuckerung.

Fische
Hochseefische – Thunfisch, Sardellen; Ölsardinen, Hering, Makrelen; Forellen.
Fische möglichst nicht so oft essen.

Fleisch
Bio-Geflügel, Lamm, Bio-Rindfleisch, Wild.
Fleisch so wenig wie möglich essen und nur ganz selten.

Eiweißlieferanten
Tofu (gestockte Sojamilch), »Lopino« Blocks – tofuähnlich, aus der Süßlupine, ideal für Allergiker;
Sojamilch, Eier von Freilandhühnern, Hatcho-Miso, wenn es bereits vertragen wird (vergorene Sojapaste aus dem Bioladen).

Getränke
Möglichst »belebtes« Leitungswasser nach Johann Grander, 2 Tassen Wasser, das etwa 10 Minuten leicht gekocht wurde; 1–3 Gläser Kombucha-Getränk, gut verdünnt, Kräutertee, Brennessel-Tee, Lapacho-Tee, Lindenblüten-Tee, Tee aus Löwenzahnblättern und -wurzeln, Mate-Tee, Orgon 7mal7 Kräutertee, Ringelblüten-Tee, Rosmarin-Tee (anregend), Rooibos-Tee (Bioladen), Schachtelhalm-Tee, 5 Minuten kochen lassen; Vollmers Grüner Hafer-Tee, Weidenröschen-Tee.
Trinken Sie täglich nach Möglichkeit 2–3 Liter.

■ Vollreispfanne
entsäuernd • entwässernd • entgiftend

- Vollreis oder Basmatireis in etwa 5 Minuten ankochen, dann etwa 30 Minuten ausquellen lassen. Erneut zum Kochen bringen und wieder 30 Minuten ausquellen lassen. Oder den Reis im Stuplich-Topf zubereiten. Kochen Sie gleich die Menge Reis, die Sie für 2 Tage brauchen.
- In einer Pfanne kleingeschnittene Zwiebeln in Olivenöl bei schwacher Hitze glasig dünsten.

- Selbstgekeimte Mungobohnensprossen, feingeschnittenes Gemüse nach Belieben, Pilze oder Wildkräuter dazugeben und kurz mitdünsten.
- Mit Kräutersalz, Curry und/oder Sojasauce/Tamari würzen.
- Den Reis kurz in Butter oder Olivenöl anbraten. Dann mit dem Gemüse servieren.
- Ein sehr gut schmeckendes, sättigendes, leichtes Gericht.

EXTRATIP

Wählen Sie immer den wertvolleren Vollreis, der das entgiftende Vitamin Nikotinamid (Vitamin B3 oder Niacin genannt) in seinen Randschichten enthält.

Welches Salz?

Ideal ist das Krakauer Königs-Steinsalz mit natürlich gebundenem Jod, das Sie pur oder als Kräutersalz im Bioladen kaufen können. Da dieses Salz nur etwa 95 Prozent Natriumchlorid enthält, bietet es mit den restlichen 5 Prozent reichlich Mineralien und Spurenelemente. Das übliche Meersalz besteht dagegen zu etwa 99 Prozent aus Natriumchlorid und liefert uns nur etwa 1 Prozent Spurenelemente.

Fahrplan für einen Tag

Am Morgen nüchtern:

Zuerst das Natron in reichlich heißem Wasser auflösen und einnehmen.

Nach etwa einer halben Stunde oder zwischendurch am Vormittag: 1 Glas belebtes Wasser mit 1 Teelöffel Heilerde verrührt trinken. Die Lösung am Vorabend ansetzen und über Nacht stehenlassen. Etwa 10 Minuten vor dem Frühstück: Damit die Verdauungssäfte odnungsgemäß bereitet werden können, 1 großes Glas belebtes Wasser trinken.

Frühstück:
- Zu Beginn bei bestehenden Unverträglichkeiten und Allergien Quinoa oder Buchweizen nur in Wasser garen. Alfalfakeimlinge untermischen, mit Gomasio oder Kelpamare würzen und 1 Teelöffel Brennesselpulver, Avocado-Stückchen, Schnittlauch, Petersilie dazugeben.
- Ein Brei aus Vollreis (gemahlen, angeschlagen oder ganze Körner), Hirse, Buchweizen oder Quinoa in halb Wasser und halb Sojamilch oder in verdünnter Sahne kochen.
- Später die Buchweizen-Hirse-Waffeln oder andere Waffeln backen (Rezept Seite 99). Damit umgehen Sie die säuernden Backtriebmittel des Brotes.
- Etwas Butter, Mandel- oder Sesammus oder Kokoscreme in Scheiben auf die Waffeln, das Brot oder den heißen Brei geben.

Brotaufstrich:
- Sonnenblumenkerne und Sesamsaat im Mixer zu Mehl zerschlagen, mit etwas Wasser und Hatcho-Miso, Kräutersalz oder zerquetschtem Knoblauch glattrühren.
- Keimlinge, Petersilie oder Schnittlauch auf die Waffel geben.
- Avocado in Scheiben auf das Brot oder die Waffel legen, oder eine Avocadocreme zubereiten.
- Hatcho-Miso-Paste sehr dünn mit Sesammus zu einer Paste verrühren
- Hefe-Paste aus dem Reformhaus.
- Kleiner Salat aus selbstgekeimten Alfalfasprossen, Mungobohnen- und Bockshornklee- beziehungsweise Rettichsprossen. Viel Petersilie und Kresse. Mit Gomasio würzen.
- Ein Schälchen Gemüse. Gemüse vom Vortag nicht wieder

erwärmen, sondern kalt als Salat zubereiten mit Olivenöl, Kräutersalz, etwas Senf, wenn er vertragen wird, Kombucha, Obstessig oder rotem Weinessig.
- Miso-Suppe, wenn sie vertragen wird.

Zwischendurch: bei Hungergefühl
- Gutes Wasser mit Hagebuttenmus oder dunklen Muttersäften aus dem Reformhaus verquirlen und trinken.
- Kombucha-Getränk, gut verdünnt.
- Kräutertee oder gutes Wasser.
- Mandeln, Sonnenblumen-, Kürbiskerne, Sesammus
- Ein Stück Renuka-Kokoscreme aus dem Asienladen; schmeckt süß, oder Kokosraspeln.
- Einige Spirulina-Tabletten kauen.
- 1–2 Stunden nach dem Essen viel Kräutertee oder Kombucha, gut verdünnt, trinken.

Etwa 20 Minuten vor dem Mittagessen:
- 1 Glas belebtes Wasser trinken

Mittagessen:
Vorspeise:
- Kleine Miso-Suppe aus frischgemahlenem Vollreis, gewürzt mit aufgelöstem Hatcho-Miso, Butter, Olivenöl, Sesamöl und Kräutern.

Hauptgang:
- Gedünstetes Gemüse aller Art nach Belieben. Besonders darmfloraregenerierend sind Spitzkohl, Weißkohl und Zwiebeln.
- Sehr wertvoll: Wildkräuterspinat mit gedünsteten Zwiebeln.
- Basmatireis, in gedünstete Zwiebeln und Mungobohnen gegeben. Mit Herbamare Kräutersalz und Curry würzen.
- Oder Pellkartoffeln mit Butter und einem kleinen Salat.

- Bratkartoffeln, zubereitet in Olivenöl oder Butter mit gedünsteten Zwiebeln. Mit Kräutern wie Majoran, Thymian, Basilikum, Oregano, Brennesselpulver, Curry und Kräutersalz würzen.
- Einkorn, eingeweicht und gegart wie Reis verwenden.
- Kein Dessert oder Obst, weil beide Gärungen verursachen.

Eiweißmahlzeit als Alternative:
- Eine Suppe oder Brei aus roten Linsen zubereiten. Die Linsen morgens einweichen, mittags in etwas Gemüsebrühe garen. Etwas Natron dazugeben.
- Das stärker säuernde tierische Eiweiß so wenig wie möglich essen. Also Eier, Geflügel aus natürlicher Haltung, Lamm, Wild, Hochseefische, Forellen, Hartkäse (Bio-Hartkäse oder Parmesan) für das Gemüse sparsam verwenden.
- 1–2 Stunden nach dem Essen das Trinken nicht vergessen. Kombucha, Kräutertee oder gutes Wasser wählen.

Etwa 20 Minuten vor dem Abendessen:
- 1 großes Glas belebtes Wasser trinken oder Natron in reichlich warmem Wasser auflösen und einnehmen.

Abendessen:
Es sollte so knapp und leicht wie möglich sein und spätestens um 18.00 Uhr eingenommen werden, denn die nicht richtig verdaute Abendmahlzeit füttert Candida-Pilze.
- Waffeln mit wenig Butter.
- Knäckebrot mit etwas Frischkäse.
- Oder ein kleiner Brei aus Basmatireis, Hafer oder Buchweizen, zubereitet mit Wasser und eventuell etwas Sahne.

Das Entgiftungsgetränk Kombucha

Aus einer Grünteeabkochung mit weißem Zucker entsteht mit Hilfe eines speziellen Pilzes (besser Pilzgeflecht) innerhalb von 7 Tagen ein großartig entgiftendes Getränk. Da der Zucker vergoren wird, schadet er dem Körper nicht mehr. Der Pilz gibt wertvolle Entgiftungs- und Aufbaustoffe in die Lösung, die bei längerem Genuß auch Pilze in Blut und Darm zurückdrängt.

Am Anfang prüfen, ob es aufgrund der Gärung vertragen wird. Sonst müssen die Gärungsbakterien und Candida-Pilze des Darmes durch andere Maßnahmen zurückgedrängt werden.

Das weinähnliche Kombucha-Getränk schmeckt ausgezeichnet. Um eine Gärung zu vermeiden, trinken Sie das Getränk am besten zwischen den Mahlzeiten, gut mit belebtem Leitungswasser verdünnt.

> Kombucha senkt den Cholesterinspiegel, bringt Harnsäure zur Ausscheidung, baut die Darmflora auf und stärkt das Immunsystem. Die darin enthaltene Glukuronsäure unterstützt die Ausscheidung der Stoffwechselgifte, insbesondere die der Harnsäure.

Die Bezugsadresse für die Zutaten zum Selberansetzen finden Sie auf Seite 126.

Küppenbender's Trinkwasser

Wie langjährige Erfahrungen zeigten, stärkt dieses Wasser die Abwehrkraft und verbessert durch kräftige Entgiftung das innere Milieu von Mensch und Tier, so daß unter anderem Viren, Bakterien und Pilze zurückgedrängt werden. Durch das

Trinken von Küppenbender's Trinkwasser werden Gifte, Säuren und Ablagerungen aller Art aus dem Organismus beseitigt. Damit trägt es ganz entschieden zur Milieuverbesserung bei, so daß Erreger und Parasiten bei innerlicher und äußerlicher Anwendung ihr Terrain verlieren. Um einen stabilisierenden Effekt zu erreichen, genügt es, ein- bis zweimal täglich ein Likörglas davon zu trinken (Bezugsadresse Seite 126).

Schrittweise die Lebenskraft stärken

Je besser Sie sich vor Beginn durch sämtliche Maßnahmen stabilisieren, um so intensiver können Sie mit den folgenden Schritten die Pilze zurückdrängen. Nur ein stabiles inneres Milieu und ein ausgeglichener Säure-Basen-Haushalt schützen Sie langfristig vor einer erneuten Pilzentwicklung.

So gehen Sie am besten vor

1. Schritt:
Mindestens einen Monat lang die Alkalireserve mit Natron auffüllen.
Mit dieser Maßnahme verkraften Sie einen Säureanstieg.

Das unterstützt:
- Bei Kraftlosigkeit die Körperenergie steigern durch frühes Aufstehen, einen Morgenspaziergang oder leichten Dauerlauf. So oft wie möglich während des Tags Bewegung an der frischen Luft (Wandern, Gartenarbeit).
- Die Leber stärken durch eine basenbetonte Antipilz-Ernährung, Antioxidantien, gesundes Wasser, Bewegung an frischer Luft.

2. Schritt:
Zur Vorbereitung der Pilzeliminierung sollten Sie 3 Wochen lang folgende Maßnahmen ergreifen:
- Stärkung der Leber,
- Stärkung der Nieren,
- Abwehrkräfte stärken,
- Darmreinigung nach F. X. Mayr.

Meistens genügen diese Vorgehensweisen, um die Symptome einer Candida-Erkrankung wie Blähbauch, Erschöpfung, Gereiztheit, Depressionen, Gärungsstuhl, Magen-Darm-Beschwerden zurückzudrängen.

Das unterstützt:
1. Verbesserung des Darmes
Ein leicht gehäufter Teelöffel Bittersalz (Magnesiumsulfat), Glaubersalz (Natriumsulfat) oder das besser schmeckende F. X. Passagesalz aus der Apotheke in einem Glas lauwarmen Wasser auflösen. Die Lösung 3 Wochen lang morgens nüchtern trinken. Falls keine abführende Wirkung eintritt, kann die Dosis zwei- bis dreimal täglich genommen werden.

- Heilerde
  Zur Verbesserung der Darmflora 1 Teelöffel grüne Tonerde »argiletz« aus Frankreich einmal täglich in Wasser verrühren, längere Zeit stehenlassen, dann einnehmen. Auch die Luvos-Heilerde wirkt sehr gut. Heilerde bindet die vielen freiwerdenden Gifte.
- Täglich 1–2 Haarlemeröl-Kapseln einnehmen, möglichst über einen längeren Zeitraum.

Dazu wahlweise oder im Wechsel:
- Täglich zur Darmflorasanierung 1–3 Gläser Kombucha-Getränk zwischen den Mahlzeiten trinken, möglichst gut verdünnt.
- Das Trinken des gesamten Harns über eine längere Zeit (3

bis 6 Wochen) beeinflußt den Darm und das Immunsystem positiv. Candida-Pilze und andere negative Keime werden zurückgedrängt. Der Blähbauch verschwindet. Das Bindegewebe wird von Schlacken und Giften befreit.
- Rote Bete hat eine starke Wirkung gegen negative Keime im Darm. Langsam mit der Einnahme beginnen. Rote Bete als Most, Pulver, Salat oder Suppe verwenden. Rote Bete ist schwer verdaulich und ein starker Strahlenschutz.
- Aloe-Vera-Saft wirkt gegen Candida und andere negative Keime, verbessert ebenfalls das Milieu in Darm und Blut im positiven Sinne.

2. Aufforstung der Darmbakterien
- Es gibt diverse gute Präparate zur Darmflorasanierung. Fragen Sie Ihren Arzt oder Heilpraktiker.
- Zur Stärkung der Milchsäurebakterien leistet die Bio-Süßmolke aus dem Reformhaus gute Dienste. Sie enthält wertvolle Mineralien, bestes Eiweiß und Milchzucker.
- Sehr wichtig ist die Einpflanzung lebender Kolibakterien, in deren Schutz sich andere positive Darmkeime besonders gut entwickeln.

3. Schritt:
- Falls dies nach den vorausgegangenen drei Wochen noch erforderlich ist, wählen Sie das Pilzeliminierungshauptprogramm. Unterstützen Sie das Programm durch die Zufuhr von Entgiftungshilfen (Antioxidantien).

WICHTIG
Bei allen Maßnahmen, die negative Keime und Pilze auflösen, sollten Sie sehr viel trinken und mit speziellen Antioxidantien den schnellen Abbau der freiwerdenden Toxine unterstützen, damit sich kein Entgiftungsstau mit Kopfschmerzen, Unwohlsein, Erschöp-

fung, Herzdruck, Flimmern vor den Augen oder Kreislaufschwäche einstellt oder bei Allergikern vermehrt allergische Reaktionen auftreten. Bei all den genannten Symptomen sind Sie immer stark übersäuert, so daß oft schon ein Natrongetränk hilft.

Hauptprogramm zur Eliminierung der Pilze

Stellt sich nach den ersten Schritten keine Besserung ein, müssen Sie zu dem stärksten Mittel gegen Candida greifen.

Rizol

ist eine ozonierte, das heißt mit aktivem Sauerstoff angereicherte Rizinus-Olivenölmischung, die als Rizol Alt ohne ätherische Öle oder als Rizol Neu mit Pfefferminzöl und Storchenschnabel (Geranium) gegen Bakterien und Pilze wirksam ist. In Laborversuchen mit verschiedenen Erregern und Pilzen hat sich der Zusatz von Minz- und Geraniumöl als stärker antimykotisch erwiesen als Lavendel-, Zitronen- oder Teebaumöl.
Rizol Neu wirkt hemmend auf Bakterien wie den Staphylococcus aureus, Escherichia coli, Salmonellen, Micrococcus varians, wie auch auf Hefen, wie Candida albicans, Candida tropicalis, Candida spezies und auf pathogene Hautpilze wie Trichoderma, Trichophyton rubrum, Trichophyton mentagrophytes (Fußpilz) wie auch auf Schimmelpilze (Aspergillus niger).
Zur Beseitigung von Pilzen und Parasiten im Körper wurde das noch stärker wirkende *Para-Rizol* mit je 10 Prozent Wermutöl, Nelkenöl und Walnußschalenöl entwickelt.
Rizol Alt, Rizol Neu und Para-Rizol sind apothekenpflichtige Rezepturarzneimittel, die in jeder Apotheke erhältlich sind.

Die Rizol-Varianten dürfen nur auf Rezept (Arzt oder Heilpraktiker) abgegeben werden. Bitte teilen Sie Ihrer Apotheke die Bezugsadresse für die nötigen Rohstoffe mit (siehe Seite 126).

> Für die Anwendung von Rizol und seinen Varianten sind medizinische Fachkenntnisse erforderlich. Von einer Selbstmedikation wird abgeraten. Die Verträglichkeit, Dosis und Dauer der Anwendung muß in jedem Fall getestet werden. Rizol darf nicht am Auge angewendet werden. Generell sollten so stark wirkende Mittel nur in wirklichen Notfällen eingesetzt werden und nicht vorbeugend oder auf längere Zeit. Die beste Vorbeugung gegen Pilze ist ein gesünderes Milieu, das Sie mit den vielen beschriebenen Möglichkeiten erreichen können.

Nelkenpulver (Carvophyllus aromatica)

Das Pulver wirkt gegen Pilze, ist antiparasitär, vernichtet Wurmeier, ist antiseptisch, magenstärkend, appetitanregend, krampfstillend, verbessert die Blutzirkulation, fördert die Verdauung von Fetten und schwerer Nahrung, stimuliert die Hautfunktionen, Speicheldrüse, Nieren, Leber und Bronchialschleimhäute und lindert besonders auch Magen- und Darmschmerzen.

Das Nelkenpulver aus frisch vermahlenen Nelken in der Apotheke in Kapseln zu 500 mg verkapseln lassen. Gekauftes Nelkenpulver hat keine Wirkung mehr.

Dosierung:
1. Tag: 3 x 1 Kapsel vor den Mahlzeiten
2. Tag: 3 x 2 Kapseln vor den Mahlzeiten
3.–10. Tag: 3 x 3 Kapseln vor den Mahlzeiten

Wenn Sie Nelkenpulver nicht vertragen, verwenden Sie als Ersatz Wacholderbeeren und/oder Knoblauch-Tee oder Myco Tropfen.

Wacholderbeeren
Besonders energiereich und gutschmeckend sind die besonnten Wacholderbeeren.

Dosierung:
1. Tag: 3 x 2 Wacholderbeeren zerkauen
2. Tag: 3 x 3 Wacholderbeeren zerkauen
3.–5. Tag: 3 x 4 Wacholderbeeren zerkauen

Knoblauch-Tee
Gut geeignet, um negative Keime im ganzen Körper zu eliminieren. Er hat eine starke antibiotische Kraft.
Für den Tee 2 Zehen in der Knoblauchpresse zerquetschen und mit 1 Liter kochendem Wasser überbrühen, mindestens 10 Minuten ziehen lassen.
Mit einer Zehe beginnen. Für sensible feinnervige Menschen und bereits Geschwächte ist Knoblauch nicht günstig.
Knoblauch in größerer Menge dezimiert die gesunden Darmbakterien. Er ist ähnlich wie die Nelken ein biologisches Antibiotikum.

Myco Tropfen
Sie enthalten Lapacho-Sud, Teebaumöl, Milchsäure r+, Mineralquellwasser und diverse Vitamine.

Hilfe bei Candida-Befall der verschiedenen Organe

Hautpilze

- Wiederholte Einreibungen mit Küppenbender's Trinkwasser haben vielfach geholfen, ebenso Entsäuerungsbäder mit Natron (siehe Seite 81).
- Auch pilzauflösende Chondritsalben oder Harnkompressen helfen. Fragen Sie Ihren Therapeuten.
- Rizolanwendung: Zuerst sollten Sie prüfen, ob eventuell eine Allergie gegen Rizol vorliegt. Rizol ist allgemein gut verträglich.
  Bringen Sie Rizol auf die befallenen Hautstellen, so machen sich Schmerzen oder ein Brennen bemerkbar, weil die Haut hier empfindlich ist.
  Rizol in Wasser ergibt eine milchige Emulsion. Bei empfindlicher Haut können Sie die Haut mit belebtem Wasser oder Küppenbender's Trinkwasser anfeuchten und da hinein ein wenig Rizol verreiben. Es ergibt eine weiße milchige Emulsion. Nach etwa 3 Tagen tritt meist eine Besserung der befallenen Hautstelle auf. Die Haut kann sich wieder regenerieren.

Juckreiz

Lindernd wirken Pflegelotion Oleo Plus, Combudoron-Gelee (auch bei Allergien), Zinksalbe, Germinolsalbe mit nur 5 Prozent Rizol. Die Salbe nicht am Auge verwenden.
Küppenbender's Trinkwasser, Biosun Creme electrique oder Creme intensive.

Nagelpilz

- 1–2x täglich 1–2 Tropfen Rizol Neu unverdünnt aufbringen.
- Beinwellcreme hilft häufig bei Fußpilz.
- Die Stellen mit Zitronensaft beträufeln.
- Fußbäder mit Natron, Heilerde, Meersalz oder Essig zur Reinigung gestauter Ablagerungen. Füße längere Zeit mit Buenoson-Fußsalbe eincremen, damit sich die gestauten Gifte reinigen können.
- Sobald sich das Blut verbessert, bessern sich auch die Nägel.

Kopfhaut – Jucken, Schuppen, Haarausfall

- Vollbäder mit 300–500 g Natron und den Kopf so oft wie möglich darin eintauchen, um die Kopfhaut zu entsäuern.
- Haarpackungen aus Olivenöl und grüner Tonerde mindestens 2 Stunden oder über Nacht einwirken lassen. Mit Plastik-Butterbrotpapier den Kopf umwickeln und mit Frotteehaube oder Handtuch abdecken.
- Haarpackungen mit Klettenwurzelöl.
- Küppenbender's Trinkwasser oder Harn wiederholt mit Pipette auf die Kopfhaut bringen.

Mundschleimhaut, Zungenplaques

- 3/4 Eßlöffel Olivenöl und 1–2 Tropfen Rizol oder andere ätherische Öle etwa 15 Minuten lutschen und durch die Zähne saugen, bis Sie es ausspucken müssen. Am besten in die Toilette und wegen der ausgeschiedenen Gifte gut nachspülen. Auch lange Harnspülungen helfen.
- Die Zahnbürste sollte zur Desinfektion öfter in Wasser

gestellt werden, dem Teebaumöl (Melaleukaöl) oder Rizol beigegeben wurde.
- Küppenbender's Trinkwasser.

Mykosen des Ohres – meist mit Juckreiz

- Mucokehl-Augentropfen auf ein Wattestäbchen geben und den Gehörgang ausreiben oder 1–2 Tropfen ins Ohr träufeln.
- Oder 1–2 Tropfen Küppenbender's Trinkwasser ins Ohr träufeln.
- Beinwellwurzeln in Olivenöl mehrmals erwärmen, abseihen, den Gehörgang damit auspinseln. Auch mit Wasser verdünntes Rizol ist zum Bepinseln möglich. Wirkungsvoll sind auch Harneinreibungen.

Mykose der Nasenschleimhaut

- Meist treten keine Symptome auf. Sie verbreitet jedoch einen unangenehmen Geruch, den der Betroffene häufig selbst riechen kann.
- Kanne-Brottrunk-Spülungen und Zinnkrautteespülungen haben gute Erfolge gebracht.
- Nasengänge mit verdünntem Rizol vorsichtig betupfen. Es soll leicht brennen.
- Küppenbender's Wasser oder Harn in die Hand gießen und hochschnupfen oder mit der mitgelieferten kleinen Flasche in die Nase träufeln.

Mykosen der Augen

- Meist kein Juckreiz, sondern Fremdkörpergefühl, Brennen. Die Augen sind gerötet und wässerig. Mittel der Schulmedizin helfen bei einer Augenmykose anscheinend nicht.
- Die pilzauflösenden Mucokehl D 5 Augen-Tropfen 2 x täglich je 1 Tropfen in jedes Auge.
- Kleppe's Kräuter Augentropfen oder Iso-Augentropfen.
- Versuchen Sie über die Desinfizierung des Mundes mit Olivenöl und 1–2 Tropfen Rizol Neu eine Reinigung im Nasen-Rachenring zu schaffen im Sinne des »Ölziehens«. Innerlich entsäuern mit Natron.
- Rizol oder ätherische Öle sind nicht am Auge zu verwenden!
- Küppenbender's Trinkwasser ins Auge träufeln. Es brennt leicht.
- Täglich etwa 1 Teelöffel Zimt einnehmen, möglichst China-Zimt.

Mückenstiche, aggressive

- Den Stich mit Rizol oder ätherischen Ölen betupfen. Durch den Stich entsteht ein kleines Ödem, in dem sich Erreger vermehren können.
- Auch das Auftupfen eines Heilerdebreies nimmt sofort den Juckreiz.
- Der Erguß an einem Bein, das nach einem Insektenstich dick anschwillt und blaurot wird, verschwindet über Nacht durch eine Harn-Wattekompresse.
- Mit Küppenbender's Trinkwasser betupfen oder als Kompresse.

Zahnpflege

- Ölziehen wirkt gegen Candida-Befall des Mundes.
- Bei Schleimhautbelag und Mundgeruch können Sie mit 1–2 Tropfen Rizol, in Wasser verdünnt, gurgeln. Bei schmerzenden, entzündlichen Stellen im Mund 1–2 Tropfen Rizol unverdünnt mit dem Finger in die Schleimhaut oder am Zahnfleisch einmassieren.
- Zur Reinigung und Stärkung von Zähnen und Zahnfleisch: Rebaschen Zahnpflege aus der Hildegard Medizin
- Eventuell die Zähne sanieren lassen.

Herpesbläschen am Mund

- Die Stelle mit ätherischem Öl oder etwas Rizol betupfen.

Scheidenjucken

- In Abstimmung mit Ihrem Frauenarzt Tampons benetzen und in die Scheide einführen:
- 1. Tag: 1–2 Tropfen Rizol Neu auf 100 ml Wasser; es brennt.
- 2. Tag: 5 Tropfen auf 100 ml Wasser. Es muß so stark brennen, daß es gerade noch vertragen wird.
- 3. Tag: eventuell Rizolmenge noch weiter steigern, wie es gerade noch vertragen wird. Nach drei Tagen regeneriert sich die Schleimhaut, und das Brennen wird weniger.
- Tampons mit Naturjoghurt, Harn oder mit Küppenbender's Trinkwasser tränken und einführen.
- Zinnkraut- oder Kamillenspülungen oder Sitzbäder.

Nebenhöhlenentzündungen

- Bei Nebenhöhleninfektionen Rizol mit Wasser verdünnen. Ein Wattestäbchen darin eintauchen, in die Nase einführen und die Nasenschleimhaut vorsichtig betupfen. Es brennt etwas. Löst über die Reflexpunkte in der Nase das Abfließen von Schleim aus.
- Flüssigkeitseinnahme begünstigt das Abfließen. Gut geeignet sind Lindenblütentee oder Holundertee, Gelomyrtol Kapseln.
- Längere Mundspülungen mit Olivenöl und etwas Rizol; »Ölziehen« zur Lymphanregung.

Blähungen, Darmfäulnis, Candida-Befall des Darmes

- Lapacho-Tee aus der Apotheke oder dem Reformhaus.
- Erfolgreich sind auch Kanne-Brottrunk und Para-Rizol-Gaben, um den Darm von falschen Keimen zu befreien. Blähungen und Fäulnisherde verschwinden. Kanne-Brottrunk ist extrem sauer, was Darmempfindliche und zu Durchfall Neigende nicht vertragen.
- Sehr wirksam ist es, 3 bis 6 Wochen lang den gesamten eigenen Harn zu trinken. Harn ist stark desinfizierend, da er viele Abwehrkörper enthält. Am besten wirkt er, wenn dabei nur etwas Leichtes und wenig gegessen wird. Candida-Pilze und andere negative Keime verschwinden.
- Knoblauch-Tee (vernichtet auch die guten Darmkeime).
- Fenchelsamenkapseln und Curcumasamenkapseln zur Eliminierung störender Keime im Darm.

Durchfallneigung

Durch Aufregungen und Kohlenhydratgärung vermehren sich Gärungsbakterien und Candida-Pilze so stark, daß die von ihnen erzeugten Säuren Durchfall erzeugen. Juckender Ausfluß ist dabei möglich. Er wird durch Gärsäuren verursacht.

- Lapacho-Tee stoppt sofort die Gärung.
- Heilerde zwei- bis dreimal täglich 1 Teelöffel in Wasser aufquellen lassen.
- Perenterol, ein Lebendhefe-Präparat, das auch für Kleinkinder unbedenklich ist, stoppt Durchfall. Auch bei Auslandsreisen empfohlen. Bei Kleinkindern die Kapseln öffnen.
- Dringend entsäuern mit Natron.
- Säure erzeugende Nahrungsmittel meiden (Obst, Bananen, Kuchen, Trockenfrüchte, gesüßter Quark und Joghurt).
- Nervlich für Ruhe und Entspannung sorgen, auch beim Essen.
- Leichte Kost zubereiten.

Antioxidantien zur Entgiftung

Durch die Auflösung negativer Keime werden große Mengen Gifte frei. Sie sollten möglichst mit starken Giftfängern, den Antioxidantien, unschädlich gemacht werden, damit sich Ihr Befinden nicht verschlechtert. Jede Verschlechterung (Entgiftungsstau) bedeutet, daß Antioxidantien fehlen oder daß mehr Gifte gelöst wurden, als die Ausscheidungsorgane verkraften können. Im Falle eines Entgiftungsstaus (Verschlechterung) bitte zunächst auf Antioxidantien verzichten und nach einiger Zeit mit einer schwächeren Dosierung vorsichtig wieder beginnen, eventuell nur jeden zweiten Tag einnehmen.
Zu den Antioxidantien gehören:

- **L-Glutathion** – Tagesdosis etwa 500 mg
  Glutathion besteht aus den drei Aminosäuren L-Cystein, Glutaminsäure und Glycin. Es sorgt neben der Reparatur von Erbgutschäden als hervorragendes Antioxidans für die Entgiftung aller Zellen.
  Dosierung: 1x täglich 1 Kapsel oder jeden 2. Tag
- **L-Cystein in Kapseln von 500 mg**
  L-Cystein ist eine stark entgiftende schweflige Aminosäure, die der Körper aus der essentiellen Aminosäure Methionin herstellt. Cystein ist wesentlich am Aufbau aller Enzyme beteiligt. Eine Ausleitung von Schwermetallen ist nur mit dieser Aminosäure möglich. Cystein stimuliert die so wichtigen T-Lymphozyten (Krebskillerzellen), stärkt Sie gegen Verstrahlung und schützt Sie vor den zerstörerischen freien Radikalen.
  Der Körper kann aus Cystein selbst Glutathion aufbauen. Und Cystein ist preiswerter als Glutathion.
  Dosierung zur Stabilisierung: 2x täglich 1 Kapsel à 500 mg
- **Rote-Bete-Most oder Rote-Bete-Pulver**
  Beide haben eine stark strahlenschützende immunstärkende Kraft. Sie »recyclen« mit Giften abgebundenes Glutathion zu reduziertem freien Glutathion.
- **Vitamin C** – Tagesdosis 500–1000 mg
  Es ist als Acerolapulver oder Hagebuttenmus (Reformhaus) erhältlich und wird in Wasser verrührt als Saft zwischendurch eingenommen.
  Petersilie enthält sehr viel Vitamin C. Etwa 50 g Alfalfasprossen weisen 1000 mg Vitamin C auf, dies entspricht dem Vitamin-C-Gehalt von etwa 20 Zitronen.
- **Selen-Präparat**
  »Selen hefefrei« von Sanatur (Spirulina-Tabletten mit Selen)
  Der höchste Selenanteil in der Nahrung ist in Sesam und Kokosnüssen enthalten.

- **Zink**
  Auf genügende Zinkzufuhr achten, denn Zink bringt die an Selen gebundenen Schwermetalle erst zur Ausscheidung.
  »Zink hefefrei« von Sanatur (Spirulina-Tabl. mit Zink).
  Den höchsten Zinkgehalt haben Roggenkeimlinge. Auch Speisemohn, Kürbiskerne, Sonnenblumenkerne, Hafer und Linsen sind zinkreich.
- **Beta-Carotin (Provitamin A)**
  Es ist ein außerordentlich starker Radikalenfänger, besonders für schwere Darmgifte bei Verstopfung.
  Es ist reichlich enthalten in der Spirulina-Grünalge.
  In den Gartenpflanzen ist es am stärksten in Möhren und in Petersilie enthalten, gefolgt von Fenchel.
- **Vitamin E Kapseln**
  Natürliches Vitamin wirkt wesentlich besser als das künstlich hergestellte, das mit »Acetat« bezeichnet wird. Es wirkt stark entgiftend, besonders bei Schmerzzuständen. Vitamin E wird besonders durch leicht oxidierende Speiseöle, wie Sonnenblumen-, Distel-, Maiskeimöl, Sojaöl unnötigerweise verbraucht. Deshalb sollte in der Küche nur das stabile Olivenöl oder Butter verwendet werden.
- **Vitamine des B-Komplexes** (Vit. B_1, B_2, B_6, B_{12}, Niacin)
  Sie sind reichlich in selbstgezogenen Roggen-, Weizen- oder Gerstenkeimlingen enthalten.
  Alle Getreide haben viel Vitamin B3 (Nicotinamid, Niacin).
  Vitamin B1 ist besonders in gekeimtem Weizen und auch in Sonnenblumenkernen enthalten.
  B-Komplex: in Flüssighefe oder Trockenhefe.

Kräutertees mit Antipilzwirkung

Kräutertees sollten Sie immer wieder zwischendurch trinken. Bereiten Sie den Tee möglichst schwach zu, er wirkt trotzdem. Die bei den Sorten angegebene Menge mit kochendem Wasser überbrühen. Den Tee etwa 10 Minuten ziehen lassen. Wechseln Sie öfters die Sorten:
- Grüner Tee,
- Indian Essence oder Flor Essence indianische Kräutermischung zur Blutreinigung und Darmfloraverbesserung,
- Johanniskrauttee,
- Lapacho-Tee,
- Nelken-Tee,
- Zimt – 1 Messerspitze pro Tasse,
- Orgon 7 x 7 Kräutertee,
- Rosmarin-Tee; 2 x 1 Tasse, wirkt anregend als Kaffeeersatz,
- Thymian-Tee,
- Wacholderbeeren-Tee, nicht ständig trinken, er kann die Nieren reizen,
- Walnußblätter-Tee, 1–2 Teelöffel pro Tag,
- Wermut-Tee, nicht ständig trinken.

Anhang

Hilfreiche Adressen
ARKANUM Wahre Naturwaren
Friedrich-Karl-Str. 65
D-28205 Bremen
Tel.: 04 21/4 98 61 78, Fax 04 21/4 32 98 09

Barysch, Inke
Bärnreuther Weg 12
D-95460 Bad Berneck
(Kombucha-Pilze zum Selberansetzen und Zugehör)

BHS-Labor
Postfach 268
CH-8808 Pfäffikon/Schweiz
Tel.: 00 41/17 85-07 20
(Dieses Labor führt Blutuntersuchungen nach Bruno Haefeli durch.)

Galoba GmbH
Kiefernweg 7
D-50767 Köln
Tel: 02 21/5 90 22 19
(Pflegelotion Oleo Plus, Myco-Tropfen)

Grander, Johann: »Belebtes Wasser«
Info über U.V.O. Vertriebs GmbH
Archstr. 15
D-82467 Garmisch-Partenkirchen
Tel.: 0 88 21/7 95 79

Haußmann, E.
Amselweg 13
D-89180 Berghülen
Tel.: 07344/78 69
(kolloidales Silber, Glutathion, Cystein, Nelkenkapseln,
Clark. Nierentee)

Kamla GmbH
Hildastr. 8
D-76646 Bruchsal
Tel. 0 72 51/80 01-35 (Esogetisches Wildkräuteröl)

Küppenbender, Herbert
Flüssig-Katalyse-Verfahren
Dorfstr. 26
D-97950 Schönfeld in Baden
Tel.: 0 93 44/15 65

Markt-Kommunikation GmbH & Co. KG
Postfach 26
D-83621 Dietramszell
(Klosterbürste, Transformer-Bettuch nach Erich Körbler)

Orbos-Früchteversand
P.O. Box 89
F-77483 Provins Cédex
Tel.: 0033-1-64 60 21 21, Fax: 0033-1-64 60 21 01
(frische Früchte aus aller Welt aus biologischem Anbau)

Stadtmühle Geisingen
Mühlenweg 11
D-78187 Geisingen
Tel.: 0 77 04/9 24 10
(Dinkelflockenbrot – ideal zum Mayr-Fasten)

Steidl, Dr. rer. nat. Gerhard
Flurstr. 4
D-90564 Allersberg
Tel.: 0 91 76/73 97, Fax: 0 91 76/55 33
(Germinolsalbe sowie die Rezeptur von Rizol für Ihre Apotheke)

Register

Abwehrsystem 62
Alfalfasprossen 95
Alkali 22, 27
Alkalidepots 28, 30
Alkalireserve 30, 37, 45, 52, 56, 109
Alkohol 13, 14, 52
Antibiotika 18, 64
Antioxidantien 48, 96, 121
Antipilz-Ernährung 92
   Grundsätze 94
Artischockensaft 55
Atmung 53
Augendiagnose 55
Auslage-Entsäuerungsbäder 81
Azidose 27, 33, 40, 93

Babynahrung 22
Basen 29
basenbildende Kost 35, 39
Basendepot 30, 44
Basenflut 30, 37
Basenmangel 32, 41
basische Nahrungsmittel 98
basische Tees 57
belebtes Wasser 51, 96, 104, 100, 103, 115
Bewegung 53
Bewegungsmangel 42
Bindegewebe 30, 36, 75
Biosun-Zellstrom-Creme 91
Bittersalz 72
Blähungen 120
Brennnesselfrischsaft 46
Brennnesselpulver 46
Brennnesseltee 46
Brotersatz 98
Brottrunk 120
Buchweizen-Hirse-Waffeln 99
Bullrich Salz 31

Calciummangel 44
Calciumräuber 59
Candida albicans 7, 13, 15, 20
Candida Antigen 26
Carvophyllus aromatica 113

Chondrite 27
Colon-Hydrotherapie 17, 19, 39, 93

Darm 120
Darmbäder 19
Darmbakterien 15
Darmflora 64, 68
Darmgesundheit 70
Darmreinigung 25, 72
Darmsanierung 39
Darmspülungen 17, 25
Dauerbrause 81
Diabetes mellitus 16
Dr. Clark 57
Dunkelfelduntersuchungen 24
Durchfall 121

Eiweiß 97
Elektrosmog 87, 89
Endobionten 27
Entgiftungsblockade 37
Entsäuerungsbäder 115
Ernährung 69
Ernährungsumstellung 36
esogetisches Wildkräuteröl 80

F.X. Mayr
fasten 71
Fieber 63
freie Radikale 48, 66
Fußbad 54

Gärungsbakterien 15, 34, 39
Gemüse 100
gesunder Darm 69
gesundes Wasser 50
Gewohnheiten 12
Glaubersalz 72
Glutathion 96
Grander, Johann 19, 50, 81
Grünalge Spirulina 16
grünes Getränk 47, 75

Haarlemeröl-Kapseln 55
Harn-Indikator-Papier 28

Haut-Bindegewebe aktivieren 76
Haut-Bindegewebe pflegen 78
Hautpilze 115
Hefepilze 7, 15
Heilerde 70
Heißhunger 16
Herpesbläschen 119

Immunsystem 9, 25, 63

Juckreiz 115, 117

Kaiser Natron 31
Keimlinge 95
Knoblauch-Tee 114
Kohlendioxid 12, 29, 42
Kohlensäure 29
kolloidales Silber 64
Kombucha 108
Kombucha-Getränk 41, 52, 103
Kombucha-Pilz 76
Krakauer Königs-Steinsalz 104
Kräutertee 75, 146
Küppenbender's Trinkwasser 108, 115, 116, 118

Lapacho-Tee 120
Lebensweise 12
Leber 55
Leber-Galle-Tee 55
Leberstärkung 55

Mariendistelpräparate 55
Mayr-Kur 55, 62, 93
Milchsäure 37
Morgenharn 41
Mundschleimhaut 116
Myco Tropfen 114
Mykose 12, 27, 55, 92, 117
Mykotoxine 55

Nagelpilz 116
Natriumbikarbonat 27, 39, 40, 42
Natron 37, 40, 42, 43, 52, 55
Natroneinnahme 43
Natrongaben 36, 93
Nebenhöhlenentzündungen 120
Nelkenpulver 113
Niere 56

Nierentee nach Dr. Clark 41
Nystatin 18

Olivenöl-Meerwassereinreibung 80
Osteoporose 58, 60
ozoniertes Olivenöl 65

Para-Rizol 120
Pestizide 49
Petersilie 47
pH-Wert 28
phosphatreiche Nahrungsmittel 58
Puffer 28

radioaktive Belastung 90
Reinigungsreaktionen 45
Rizol 65, 112, 115, 118
Rizolkur 67

Säure-Basen-Haushalt 9, 27, 45, 53, 92
säurebildende Nahrungsmittel 38
Säureschlacken 29
Säureüberschuß 33, 52
Scheidenjucken 119
Schiele-Fußbäder 54
Selbsthilfegruppen 18
Soor 21
Spirulinalge 97
Sprossen 95
Sproßpilze 7
Strahlung 82
Superazidität 39
Symptome 23

Trockenhefe 97

Übersäuerung 27, 33, 34, 40, 93
Ursachen 34
Unterzuckerung 16

vitalstoffreiche Kost 93
Vollreispfanne 103

Wacholderbeeren 113
Wasserbelebung 50, 57
Wasserstoff-Ionenkonzentration 28
Wildkräuter 47

Zungenplaques 116